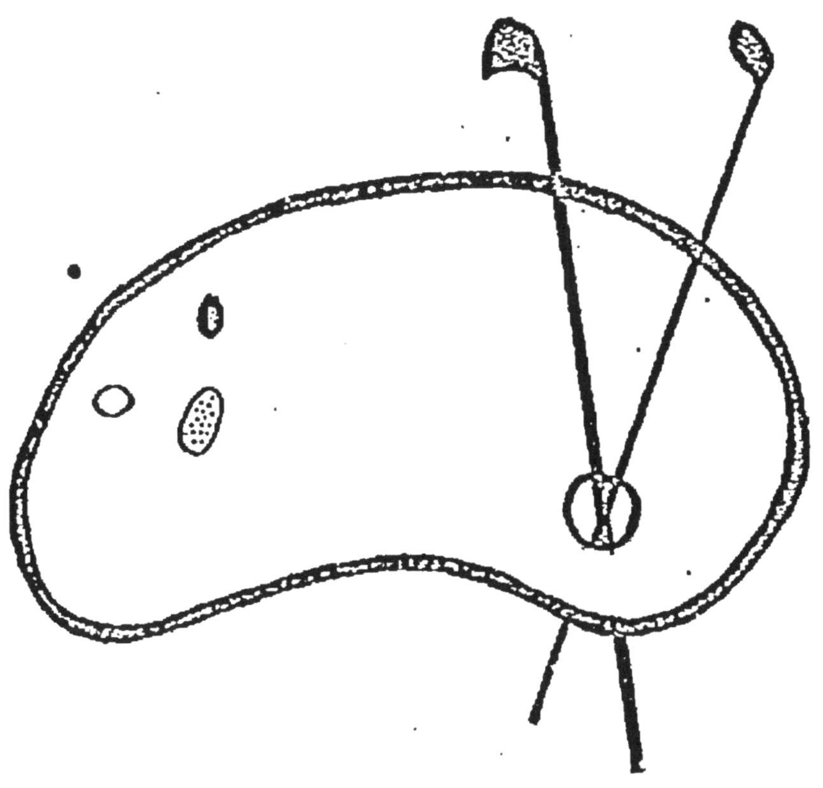

AF474059

Dr Raoul ODINOT

Étude Médico-Psychologique

sur

Alfred de Musset

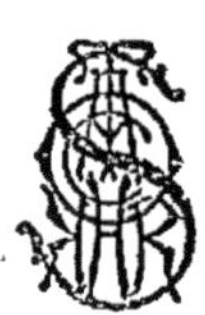

LYON
A. STORCK et Cie, IMPRIMEURS-ÉDITEURS
8, rue de la Méditerranée, 8
1906

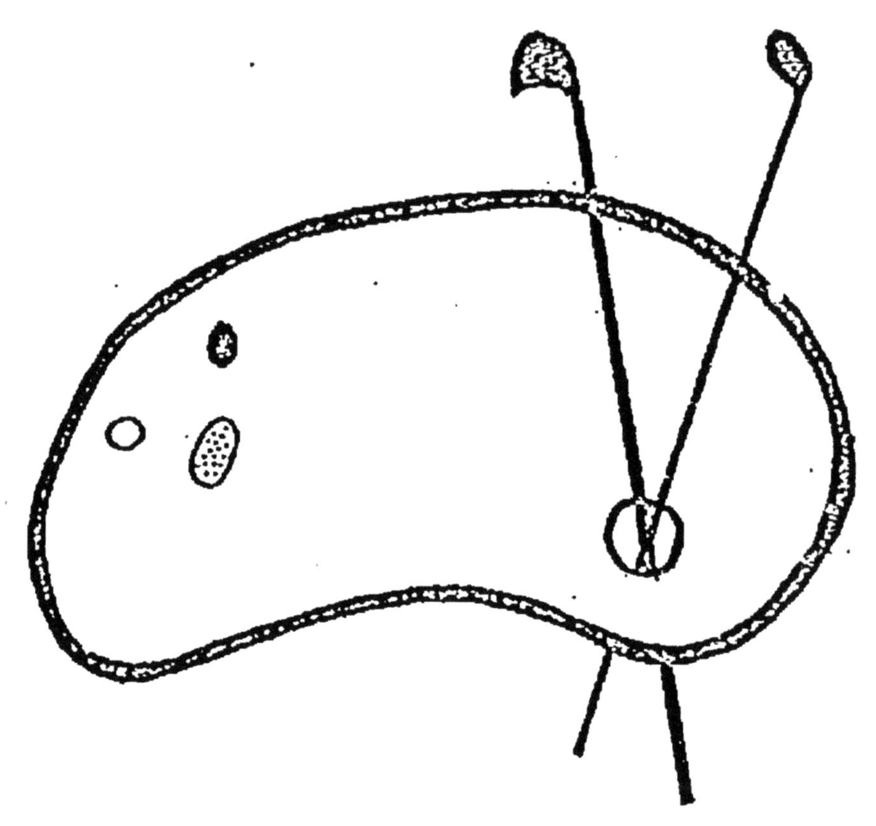

FIN D'UNE SERIE DE DOCUMENTS
EN COULEUR

Dr Raoul ODINOT

Etude Médico-Psychologique

sur

Alfred de Musset

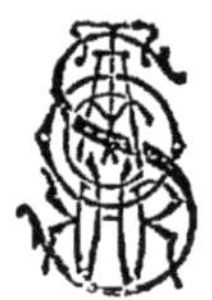

LYON
A. STORCK et Cie, IMPRIMEURS-ÉDITEURS
8, rue de la Méditerranée, 8
1906

A LA MÉMOIRE DE MES CHERS DISPARUS

A MES PARENTS, A MES AMIS

A MES MAITRES CIVILS ET MILITAIRES

A MON PRÉSIDENT DE THÈSE

M. le Professeur LACASSAGNE

Professeur de médecine légale à l'Université de Lyon
Officier de la Légion d'Honneur

AVANT-PROPOS

L'idée première de cet ouvrage revient à M. le professeur Lacassagne. C'est lui, qui nous en inspira le sujet, et par ses conseils éclairés, guida nos recherches, et nous permit de mener à bonne fin notre travail.

Dans le laboratoire où, il nous reçut, il s'attacha à nous faire saisir tout ce qu'a d'intéressant la science médico-légale, et surtout les recherches médico-psychologiques, auxquelles, il consacre une partie de son labeur.

C'est à lui que nous devons tant de conceptions nouvelles sur toutes ces questions, et nous tenons à le remercier aujourd'hui, de l'honneur qu'il nous fait, en acceptant la présidence de cette thèse.

PRÉFACE

Avant de quitter cette École, nous tenons à remercier nos maîtres civils, et militaires, de l'intérêt qu'ils nous ont témoigné, et nous les assurons de notre entière reconnaissance.

A nos maîtres de la Faculté de Nancy, nous devons nos premières connaissances médicales, e' nous garderons le meilleur souvenir de leur enseignement et de leurs conseils.

A la Faculté de Lyon, M. le professeur agrégé Ancel qui, à Nancy déjà s'était intéressé à nous, nous a fait l'accueil le plus sympathique, et nous conserverons le meilleur souvenir des heures charmantes passées auprès de lui, dans d'instructives, et amicales causeries.

Au laboratoire de médecine légale, MM. les Drs E. Martin et Locard nous ont aidé de leurs conseils, et nous les assurons de notre gratitude.

Nous tenons à remercier M. le Médecin major de première classe, répétiteur Braün qui, avant notre entrée à l'école, n'avait pas hésité à nous sacrifier son temps, et ses peines, afin de nous donner l'instruction solide, qui nous a permis d'affronter les difficultés du concours. Depuis lors, l'intérêt qu'il nous a maintes fois témoigné, lui donne droit à toute notre reconnaissance.

M. le Médecin major Perrot a bien voulu nous témoigner de l'intérêt, pendant les deux années qu'il fut notre chef de division, et nous ne l'oublierons pas.

Merci enfin à tous ceux de nos camarades dont l'amical soutien, et la franche gaité, nous ont adouci les heures parfois décourageantes de la vie d'École.

En dehors de l'École, nous avons trouvé dans la Société Lyonnaise des soutiens moraux qui nous ont fait surmonter avec courage bien des difficultés.

Les jours de sortie, la famille Mercier nous reçut comme un fils, elle fut pour nous, une nouvelle famille, et ne nous menagea, ni les encouragements, ni les bons conseils. Une telle sollicitude, nous a inspiré une affection vive et sincère, que rien ne détruira.

Merci enfin, à tous ceux qui, dans cette grande ville de Lyon, nous ont fait un accueil amical, et par les marques de sympathie qu'ils nous ont témoigné, ont égayé notre séjour parmi eux.

INTRODUCTION

Une étude médico-psychologique sur un écrivain de génie qui a présenté pendant son existence des phénomènes biologiques et psychologiques, résultant de tares nerveuses indubitables, est, à notre sens, un sujet capable d'être traité avec toute la rigueur logique qui appartient à la science. Nous ne sommes pas le premier, d'ailleurs, à traiter une question de cette nature.

Il y a trois ans, c'était le docteur Loygues qui, dans un ouvrage admirablement documenté, sur Dostoïewsky développait les théories de M. le Professeur Lacassagne sur le génie et sur les tares physiques et psychiques liées au génie.

La même année, le Dr Vielle écrivait une étude non moins intéressante sur Beethoven et le Dr Guillois fixait dans les mêmes conditions et avec la même netteté, l'état mental d'Olympe de Gouges.

Enfin, l'an dernier et sous la même inspiration naissait le travail du Dr Georges Petit, sur la vie bizarre et déconcertante de l'écrivain américain Edgar Poë.

L'impulsion était donnée, elle tend à se généraliser On a fini par saisir tout l'intérêt puissant que présentent de semblables études.

Bien jeune encore nous avions été frappé d'enthousiasme par l'œuvre d'Alfred de Musset; sa musique délicieuse, la beauté, la sincérité des sentiments exprimés, tout avait produit sur nous une impression profonde qui ne devait pas s'effacer.

De bonne heure nous avions lu toute son œuvre, nous en savions par cœur des tirades entières, et, devant nos parents, devant les amis de la maison, nous ne craignions pas de proclamer hautement notre admiration pour le poète.

La plupart du temps, et cela n'était pas sans nous choquer, on répondait à nos éloges par un sourire empreint d'une tendre et affectueuse indulgence et par un « Je comprends cela à votre âge » que nous ne comprenions pas du tout. Jusqu'alors nous avions négligé complètement la biographie de notre poète, nous ne le connaissions que par son œuvre et cela nous suffisait. Quelle désillusion, le jour ou quelque ami de notre famille nous ouvrit les yeux sur l'âpre vérité.

Musset, ce doux rêveur que nous nous étions imaginé tout autre, on nous le fit connaître tel qu'on le dépeignait à l'époque où Henry Fouquier lui refusait sa statue dans ce Paris qu'il avait tant aimé.

L'histoire de la Muse verte pour laquelle Musset trahissait si souvent l'autre Muse, celle aux ailes blanches, au baiser si doux qui lui avait dicté la *Nuit de Mai* ; le caractère du poète parfois si fantasque et insupportable ; sa conduite déréglée ; il nous fallut tout savoir ; et malgré ses beaux vers, il tomba pour un temps du socle triomphal où notre admiration l'avait transporté.

Et pourtant cette question se posait à notre esprit « D'où venait cette différence entre l'inconduite du poète et la noblesse, l'élévation morale de son œuvre ?

Nous disons l'élévation, car derrière les scènes qu'il nous dépeint, derrière les débauches d'un Rolla derrière les impertinences, les bravades, le cynisme de ses personnages nous avions pressenti chez lui la soif ardente d'un idéal, nous avions compris qu'à sa poursuite acharnée, mais vaine, il n'avait gagné qu'un suprême dépit ; et que, par un phénomène intime, mais assez fréquent d'ailleurs, il s'était consolé de son échec en ridiculisant les plus beaux de ses rêves et en prenant à la vie matérielle les distractions les plus tapageuses et les plus capables d'étouffer momentanément les appels de son cœur.

Les études médicales en nous ouvrant des horizons nouveaux sur la psychologie, sur les rapports du physique et du moral, enfin sur la psychopathologie, nous ont permis de nous faire sur Musset, une idée nette et précise et c'est cette idée que s'en feront les générations futures en se basant sur le jugement, sur l'arrêt suprême de la science.

Alfred de Musset, grand poète du romantisme, mérite la place qu'on lui assigne auprès de Victor Hugo et de Lamartine,

Dans les états d'âme qu'il a dépeints, il met à nu la plaie de son cœur.

Son œuvre, où partout il parle d'amour, n'est autre chose qu'une psychologie de l'amour, sujet scabreux s'il en fut et bien propre à déchainer autour de son nom une terrible tempête, mais il lui vaut par contre bien des admirateurs. Les admirateurs, ce sont les jeunes et tous ceux qui n'ont point vieilli. Par contre les détracteurs sont légion, parmi ceux qui, ayant atteint l'âge mur, ne veulent plus voir dans l'amour que du temps perdu, des forces physiques et morales gaspillées en pure perte.

La lutte se fit ardente après la mort du poète. La génération qui l'avait compris, qui l'avait aimé, s'éteignant peu à peu, faisait place à une génération nouvelle, qui, obéissant à une loi vieille comme le monde, ne voulait pas ressembler à celle qui l'avait précédée. La mémoire du poète fut trainée dans la fange. On raconta des anecdotes, on fit parler les garçons de café, témoins de ses excès. On courut les mauvais lieux pour y recueillir des traces de son passage ;

Toutes les armes furent bonnes pour attenter à sa gloire. Et il n'est pas jusqu'à quelque vieille maîtresse autrefois follement aimée, qui, rompant le silence sur une misérable aventure, qu'elle aurait du taire à jamais, ne soit venue, par la publication d'un roman à clef, apporter sa pierre à l'édifice de haine élevé contre lui.

Si l'on prend, comme type de morale, la morale bien stricte que l'on enseigne aux enfant de dix ans il y a fort à reprocher à Musset.

L'inconduite, l'ivrognerie, un genre de vie anormal

et désordonnée, des aventures nombreuses et publiquement avouées, sans pudeur aucune ; il y avait là de quoi effaroucher la vertu de bien des gens, et leur faire penser que Musset avait été un débauché vulgaire dont les écrits malsains ne devaient, qu'avec une extrême prudence, être laissés entre les mains de la jeunesse.

Naturellement ses ennemis supposaient que Musset avait joui de son libre arbitre dans tous les actes de sa vie, et, partant de là, rien n'était si facile que de s'acharner sur lui et d'en faire l'homme de toutes les turpitudes. Ses ennemis triomphaient, mais le triomphe ne dura pas. La médecine a fait des progrès depuis cinquante ans, elle a amené un revirement considérable dans les idées des hommes; c'est au tour de Musset d'en profiter.

Sans les éclaircissements donnés de nos jours par l'étude de la pathologie mentale, il est impossible de saisir la véritable physionomie du poète.

Tout ce qu'a eu d'anormal cette existence sans cesse troublée par les préoccupations d'une vie mondaine et désordonnée ; cette extrême nervosité, cette versatilité d'esprit qui, en le mettant à la merci des moindres impressions le faisait passer de la plus folle gaieté au désespoir le plus profond ; cette éternelle tempête qui balayait son âme et le rendait semblable au frêle navire emporté par les lames d'un océan furieux. Ce besoin d'exagération, cette émotivité morbide qui le faisaient sans cesse aller à l'extrême de tous les sentiments ; ces excès enfin dans lesquels il sombrait sans cesse, comme pour y chercher l'oubli de ses maux ; tout cela ressemble aux phénomènes physiques et psychiques si bien décrits de nos jours chez les dégénérés supérieurs et les névropathes.

A première vue, il peut sembler bizarre d'étudier, si longtemps après sa mort, la vie et l'œuvre de Musset, et d'y rechercher les stigmates de tares physiques, interprétées à son époque d'une façon qui n'est plus la nôtre, aujourd'hui. Mais, à vrai dire, c'est bien parce que nous les voyons de plus loin que nous pouvons les étudier avec plus d'impartialité. Ces tares, en effet, les écrivains plus près de lui, les avaient soigneusement cachées. Son frère a fermé les yeux sur tout ce qui pouvait nuire à sa mémoire, et il s'est contenté de nous le montrer sous les traits d'un pauvre enfant, sensible à l'excès, comme les femmes d'alors qui prenaient des vapeurs à la moindre contrariété.

Aujourd'hui au contraire, pour étudier Musset, nous employons la méthode scientifique et philosophique dans ce qu'elle a de plus rigoureux.

Les méthodes subjective, objective et expérimentale s'offrent à nous, et nous les appliquerons toutes trois. Sa psychologie ; Musset nous l'a donnée abondamment dans son œuvre. Il s'est appliqué, par là, la première des méthodes que nous préconisons ; la méthode subjective. Chez lui, il y a un dédoublement complet entre l'auteur, qui agit, obéissant à toutes les impulsions d'une nature faible et nerveuse, et le spectateur, doué d'une intelligence supérieure, qui observe, analyse, dissèque et décrit ce qu'il a observé.

Conclure de l'œuvre à l'homme nous sera facile car nous y trouverons en foule de précieuses autoobservations.

La méthode objective nous conduira également à étudier l'œuvre de Musset, car si nous ne pouvons mettre en doute la sincérité avec laquelle il dépeint ses états d'âme, il nous est du moins permis de les vérifier et de rechercher si l'explication qu'il donne des phénomènes bizarres dont il est l'objet, n'est pas plus ou moins erronée.

Nous passerons alors en revue, ce qui a été dit sur son compte, tant par ses amis que par ses ennemis, et nous nous méfierons toujours de l'exagération des uns et des autres. De la multitude d'anecdotes publiées, du nombre considérable d'opinions émises, nous chercherons à tirer ce qu'il y avait de morbide dans sa psychologie et sa façon de réagir aux impressions extérieures.

L'ouvrage de Mme Martelet, nous fournira de précieux renseignements. Compagne assidue de ses dix dernières années, elle fut pendant tout ce temps attachée à Musset en qualité de gouvernante.

Femme douce et dévouée, elle soigna le poète comme un enfant, et le livre qu'elle a publié sur lui est très certainement l'expression de la vérité. Elle nous montre un Musset dont l'âme maladive est assoiffée d'affection sincère et de solide amitié ; un Musset s'imposant d'ailleurs à l'affection de tous ceux qui se donnaient la peine de l'étudier et de la comprendre.

Quant à la dernière méthode, celle de l'expérimentation, il nous serait évidemment impossible de l'appliquer directement aujourd'hui. Peut-être arriverait-on à de bons résultats, cependant, en faisant lire les passages les plus caractéristiques de l'œuvre à des personnes capables de la comprendre et de ressentir violemment les émotions que procure sa lecture.

On chercherait alors la nature de l'effet produit, et les conclusions que l'on en tirerait seraient, sans contredit, des plus intéressantes. Mais outre qu'il nous serait fort difficile de rechercher les personnes réalisant les conditions indiquées, nous ne pourrions jamais savoir si des causes latentes et inconnues de nous, telle que : hérédité, différence d'époque, de milieu, de conditions de vie, ne viendraient pas changer le résultat psychique attendu.

Nous nous en tiendrons donc, principalement, aux deux premières, tout en regrettant que de si nombreux obstacles se présentent dans l'application que nous aurions voulu faire de la troisième méthode.

Pour mener à bien l'étude qui va suivre, nous avons eu recours aux conseils éclairés de deux hommes de lettres éminents auxquels nous tenons à exprimer notre reconnaissance.

A M. le docteur Cabanes nous devons tout un dossier de notes et de documents sur le poète.

M. Léon Séché, qui se prépare à publier un ouvrage sur Musset, a bien voulu nous recevoir et nous ouvrir des vues nouvelles et originales sur les antécédents héréditaires du poète et sur les liens qui l'unissent à la Renaissance et à l'école florentine. C'est son opinion que nous adopterons d'ailleurs lorsque, avec le frère d'Alfred de Musset, nous trouverons au poète des traits caractéristiques qui le font ressembler aux jeunes pages du temps des Médicis.

Il nous reste maintenant à dresser le plan d'ensemble que nous allons suivre dans la poursuite de cette étude.

Une recherche détaillée de tout ce qui frappe, dans la vie et la conduite de ses ancêtres, nous montrera de quelle façon l'hérédité a pu exercer son influence sur l'évolution ultérieure de leur descendant.

A ce premier chapitre où nous mettrons principalement en vue ce qui peut avoir un caractère médical, fera suite une étude biographique du poète lui-même.

Là encore, nous nous attacherons à mettre en relief ce que présente de pathologique toute son existence; après quoi nous étudierons son état mental en commençant par l'analyse des sentiments et de la sensibilité.

Nous continuerons par celle de l'intelligence avec toutes les opérations intellectuelles qui se rattachent à cette faculté, et nous terminerons par le caractère c'est-à-dire les diverses formes que revête la personnalité humaine.

Cette partie de notre ouvrage terminée, nous ferons un chapitre spécial pour l'alcoolisme et l'état psycho-névropathique; en un mot, pour tout ce qu'il y eut de pathologique dans sa vie physique et intellectuelle.

Nous passerons enfin à une vue d'ensemble sur

l'œuvre littéraire, sur le génie qui l'a produite et sur la façon dont à cette heure il convient de comprendre ce génie et de l'isoler de tout ce que nous aurons découvert de morbide dans l'état mental du poète.

Nous verrons que si Musset a souffert pendant sa vie, c'est qu'il fut victime de causes indépendantes de sa volonté qui avaient frappé de déchéance des parties encore mal connues de son système nerveux.

Et c'est à la médecine que reviendra l'honneur d'avoir fait chez lui la part de la maladie et celle de génie; de la maladie, pour laquelle il a droit à la compassion de tous ses semblables; du génie, pour lequel on lui a, cette année même, élevé deux statues et grâce auquel il restera aimé et admiré de tous ceux dont l'âme délicate se laisse volontiers émouvoir par les accents sublimes de la poésie lyrique.

Biographie et Histoire de la famille ascendante et collatérale.

Si nous faisons remonter très haut la biographie des de Musset, c'est qu'en recherchant jusqu'au XVIe siècle nous trouvons dans cette famille des traits caractéristiques qui revécurent avec une vigueur extraordinaire chez notre poète.

Et pour ceux qu'intéressent les questions d'hérédité à longue distance et la découverte d'une qualité ou d'une tare qui, semblant éteinte depuis longtemps, se réveille brusquement dans une famille après avoir sauté plusieurs générations, il ne sera pas indifférent de savoir que les vieux châtelains qui vécurent autrefois à la Bonaventure, préparaient peut-être déjà l'arrivée lointaine d'Alfred de Musset.

La Bonaventure était un vieux manoir des environs de Vendôme que Marie Giraud de Salmet apporta en mariage, le 8 juin 1531, à Claude de Musset, lieutenant général du bailli de Blois.

Les de Musset, primitivement originaires du duché de Bar, étaient venus s'installer dans le pays vers le milieu du XVe siècle.

Le lieu où s'élève le château de la Bonaventure s'appelle exactement le gué du Loir. Le pays est plat ; il est traversé par le Loir, rivière généralement calme, mais dont les rives basses ne suffisent pas, au moment des grandes eaux, pour empêcher l'inondation de la plaine environnante. Une fois débordée, l'eau se retire avec une extrême lenteur, laissant çà et là de petits marécages où de tous temps pullulèrent les moustiques, vecteurs du paludisme.

Il y a un demi-siècle à peine, rien n'avait été tenté encore pour assurer l'assèchement de la région infestée par la malaria.

Ronsard et Joachim du Bellay, qui vécurent dans cette partie du Vendômois, subirent les atteintes du mal et, fait intéressant à signaler, tous deux moururent sourds.

Vu la fréquence de la surdité chez les habitants de la contrée, il ne sera pas indifférent de se demander s'il n'existe pas un lien intime entre le paludisme et l'infirmité à laquelle nous faisons allusion. Nous y reviendrons quand nous parlerons de la surdité qui attrista les dernières années de la vie d'Alfred de Musset.

Pendant les premiers temps de leur séjour dans le Vendômois, les de Musset furent attachés aux fonctions administratives et judiciaires. Un peu plus tard, ils embrassèrent la carrière des armes, et nous trouvons en 1587, commandant une compagnie de cinquante hommes d'ordonnance, au service de Henri III, Guillaume, fils de Claude de Musset et de Marie de Villebresme, dont la famille était alliée à Catherine du Lys, nièce de Jeanne d'Arc.

Ce Guillaume de Musset fit un mariage qui a peut-être son importance dans l'évolution ultérieure de sa famille.

Il épousa Cassandre de Peigné, fille de Jean sieur de Prey, et de Cassandre Salviati, dont la beauté avait été chantée par Ronsart. Les Salviati étaient une de ces nombreuses familles florentines amenées par les Médicis à la cour de France.

On sait quelles mœurs régnaient alors à Florence; la débauche et la prostitution s'y étalaient au grand jour. Les Médicis, arrivant à Paris avec tout un cortège de gens tarés et vicieux, avaient en peu de temps corrompu toute la cour.

Peut-être cette uuion des Musset avec une enfant des Salviati a-t-elle eu pour résultat de faire entrer dans la famille quelques uns des caractères que l'on devait plus tard, retrouver chez le poète.

A cette époque, on menait grande vie à la Bonaventure.

Avec Antoine de Bourbon dont ils étaient compagnons d'armes, les de Musset suivant les mœurs de la cour, prenaient des habitudes d'intempérance et transformaient leur château en rendez-vous de chasse, et lieu de plaisirs de toute nature.

Théoriquement,on est alcoolique, lorsque l'on boit plus d'un litre de vin par jour.

Pour avoir laissé, jusqu'à nous, une pareille réputation de francs buveurs, pour avoir pris une part active aux fredaines du roi de Navarre, il est a supposer que les de Musset d'alors, dépassèrent tant soit peu les limites imposées de nos jours par la Faculté, et furent tous plus ou moins alcooliques.

Les enfants d'alcooliques, ont un penchant naturel et impérieux à faire usage des liqueurs fortes ; il est probable cependant que, des mariages avec de nouvelles familles, en rajeunissant leur race, effacèrent peu à peu chez les Musset, les méfaits de cette vieille intoxication, et l'on reste près de deux siècles sans trouver chez eux autre chose de pathologique que le paludisme qui sévissait dans le pays.

C'est alors que, sous la révolution, se produit comme un réveil brusque d'un besoin, éteint depuis plusieurs générations, et qu'un certain Rodrigue de Musset, oncle du poète, reprend, sans cause apparente et plausible, toutes les habitudes, autrefois chères à ses ancêtres, et meurt dans le pays, considéré par tous comme un ivrogne, et un débauché.

Nous aurons terminé l'énumération des faits pathologiques concernant les antécédents héréditaires et collatéraux du poète, quand nous aurons dit, que son père était sujet aux accès de goutte et qu'un de ses cousins germains, Onésime de Musset, se suicida à l'âge de seize ans, au collège où son père l'avait placé pour faire ses études.

La médecine moderne considère le suicide comme le résultat d'un trouble profond dans l'état mental d'un individu, et volontiers elle voit dans ce trouble psychique le résultat de tares nerveuses de diverses natures, qui préexistent chez les parents, et peuvent se rencontrer également chez les collatéraux. Le jeune homme en question se donna la mort parce qu'il croyait que son père voulait, malgré ses supplications, lui faire embrasser la carrière ecclésiastique.

Nous avons peine aujourd'hui à nous imaginer que l'on puisse se suicider pour ce motif, mais Onésime de Musset avait sans doute, en même temps qu'une intelligence remarquable, une nervosité extrême, une imagination maladive, aux impulsions de laquelle il n'a pas su résister, et c'est pour ces raisons que sa fin tragique mérite d'arrêter le médecin.

Si nous avons recherché avec un soin minutieux les rares faits qui puissent se rattacher à la pathologie, dans l'histoire de la famille de Musset, nous devons aussi mettre en lumière tout ce qui a pu contribuer, de près ou de loin, au perfectionnement intellectuel des membres successifs qui l'ont composées. Ici, du moins, la moisson sera féconde.

Au XIIIe siècle, nous trouvons déjà Colin de Musset, musicien célèbre et poète, ami de Thibaut de Champagne. Sans remonter aussi loin, nous avons vu que la fameuse Cassandre Salviati, grand-mère de Charles de Musset qui vivait au début du XVIIe siècle avait été chantée par Ronsard et c'est là un titre de plus à la gloire littéraire de cette famille.

Un siècle plus tard Charles-Antoine de Musset épousa Marguerite-Angélique du Bellay qui descendait en ligne directe des du Bellay-Langey, cousins du poète Joachim.

Les du Bellay étaient une famille de lettrés et d'érudits et certes, sans qu'on puisse l'expliquer scientifiquement par l'hérédité, on est obligé de reconnaître qu'Alfred de Musset a bien des traits de ressemblance, comme poète, avec Joachin du Bellay. Ce n'est sans doute là qu'une coincidence ou bien encore, peut être, le résultat des études spéciales faites par Musset sur la Renaissance; nous devions cependant nous y arrêter un instant.

. De cette union avec les du Bellay naquirent deux fils. L'un fut le chef de la branche ainée, l'autre celui de la branche cadette.

Dans la branche ainée nous trouvons Alexandre Marie de Musset, marquis de Cogners, oncle du poète à la mode de Bretagne, et qui joua un certain rôle politique à la fin de l'empire. Homme d'une grande érudition, il écrivit des articles sur l'agriculture, des contes moraux, des publications d'archéologie et des mémoires apocryphes.

La branche cadette à laquelle appartient Alfred se signale par son goût pour les œuvres de l'esprit, et les travaux littéraires. C'est ainsi que, Victor Donatien de Musset, cousin germain du marquis de Cogners et père du poète, écrivit quelques anecdotes qui restèrent inédites, mais publia une étude sur la vie et l'œuvre de J.-J. Rousseau, dont la valeur littéraire est incontestable.

Au dire de ceux qui l'ont connu, Victor de Musset, jouissait de tous les dons de l'esprit et du cœur. Très instruit, il était d'une gaieté étincelante et d'une verve endiablée, qui lui faisaient trouver, au cours de la conversation, des réparties très fines, auxquelles, suivant les circonstances, il savait donner toute la douceur ou tout le mordant qui convenaient.

La famille de Musset n'avait pas émigré pendant la Révolution ; très unis entre eux, très aimés dans le pays, ou ils faisaient beaucoup de bien, ils n'avaient pas été inquiétés et ils s'étaient même plus ou moins mêlés aux affaires politiques de leur patrie.

Victor de Musset dont il vient d'être question avait, pour sa part, pris du service dans l'armée et ne l'avait quittée qu'après Marengo pour entrer, successivement, dans diverses administrations de ministères où il devait rester jusqu'à sa mort.

En 1801, il avait épousé Mlle Edmée-Claudette Desherbiers, fille d'un ancien magistrat. et les trois enfants qui naquirent de cette union, Paul, Alfred et Charlotte de Musset, présentèrent à des degrés divers, jointes aux dons brillants, à l'esprit aristocratique qu'ils tenaient de leur père, de nouvelles qualités d'esprit et de cœur qui constituaient leur héritage maternel.

Et, en effet, M. Guyot Desherbiers, grand-père maternel de ces enfants, était un esprit charmant, un caractère gai et original, littérateur, poète à ses heures, tournant admirablement l'épigramme et le madrigal et qui au dire de ceux qui l'ont connu

avait une manière pittoresque de dire les choses, qui donnait un grand charme à sa conversation.

Cette manière pittoresque, cette tournure d'esprit jointes à une gauloiserie de bon goût étaient destinées à revivre tout entières et avec un vif éclat dans les comédies de son petit fils.

La grand'mère maternelle d'Alfred, devait, elle aussi, transmettre à son petit-fils les qualités qui lui étaient propres et qui semblaient tout d'abord ne pouvoir s'allier d'une part avec les goûts aristocratiques héréditaires des Musset, et, d'autre part, avec la gauloiserie de M. Guyot Desherbiers.

Une sensibilité passionnée, une tendresse affectueuse, une émotion communicative dont elle imprégnait tous ses discours, et qui la rendaient charmante aux yeux de tous, voilà la source à laquelle, par l'intermédiaire de sa mère, qui en avait hérité elle-même, Musset puisa cette délicatesse de cœur, cette fragilité de sensitive qui fait le charme de sa poésie.

La mère du poète un peu hautaine, comme toutes les dames de la vieille noblesse d'alors, pourtant bonne et charitable, mais faible et sans volonté, avait imprimé à ces qualités, qu'elle tenait de sa mère, un certain cachet personnel de nervosité légèrement maladive, qui la mettait à la merci des moindres impressions, et l'annihilait en face des moindres obstacles. Cet état devait s'accentuer encore chez son fils

avec quelque chose de plus féminin peut-être, dans le caractère et dans la figure. (LEFÉBURE)

Musset, en somme, avait de qui tenir, et les esprits perspicaces pouvaient, dès sa plus tendre enfance s'exercer à trouver chez lui des traits de ressemblance avec tel ou tel membre de sa famille.

Pour ce qui est des collatéraux du poète, il nous en reste trois principaux à signaler.

Nous avons son oncle maternel, M. Desherbiers, homme bon et ponctuel, ancien sous-préfet, dont l'érudition fut souvent mise à contribution par son neveu.

M. Desherbiers avait été veuf de bonne heure, et avait perdu sa jeune fille d'une maladie que nous n'avons pu préciser : il s'attacha à son neveu Alfred et lui fut tendrement dévoué.

En seconde ligne nous trouvons une tante, du côté paternel cette fois, la chanoinesse de Musset. Personne désagréable, confite en dévotion, elle ne partageait aucun des goûts littéraires des autres membres de sa famille et elle deshérita Alfred, au lendemain de la publication des *Contes d'Espagne et d'Italie*.

Le frère du poète, Paul de Musset, était le premier de la famille ; après lui était né un enfant, mort en bas âge d'une maladie sur laquelle nous n'avons trouvé aucun renseignement.

Alfred avait alors vu le jour en 1810, puis quelques années plus tard était née la petite Hermine qui devait devenir ensuite Mme Lardin de Musset.

Paul de Musset était un galant homme, doux, aimable et spirituel, agréable causeur, meilleur causeur même qu'Alfred qui, dans les salons, lui laissait volontiers la parole. D'un tempérament lymphatique, il était grand et maigre et n'eut d'autre affection pendant sa vie qu'une rougeole alors qu'il était enfant, et une éruption de furoncles à la fin de son existence.

Il ne se maria que fort tard, mais pendant toute sa jeunesse s'il s'adonna souvent aux plaisirs, ce fut toujours avec une extrême réserve qui sauvegardait constamment sa dignité.

Nous verrons que son frère ne se comporta pas toujours de même façon.

Après les premiers succès d'Alfred, Paul s'adonna lui aussi à la littérature. Son intelligence, ses connaissances étendues le lui permettaient, et s'il n'arriva pas à surpasser son frère, il laissa du moins des recueils de romans et de nouvelles; il rédigea longtemps le feuilleton dramatique du journal le *National* et fournit des articles de mérite à la *Revue des Deux-Mondes*.

Quant à la jeune sœur Hermine, c'était le portrait de sa mère tant au physique qu'au moral. Femme d'esprit, elle vécut jusqu'à un âge très avancé ; mais une étude plus approfondie sur elle, ne serait pour nous d'aucun intérêt.

Telle est d'un trait rapide, la mise au point de ce qu'il y a d'intéressant dans l'hérédité d'Alfred de Musset. Son frère, sa sœur ont eu avec lui bien des traits de ressemblance sans posséder cet état névropathique qui devait contribuer pour une si large part aux productions de son génie.

Mme de Musset n'eut, semble-t-il, ni chagrin, ni inquiétude spéciale, ni accident d'aucune sorte pendant qu'elle était enceinte du grand poète. Si donc nous voulons trouver une explication de ce que nous allons décrire chez son fils, il nous faut sans doute remonter plus haut, voir en Musset, le résultat d'un concours de circonstances ; peut-être de l'agglomération anormale et fortuite sur une seule tête, d'un grand nombre de parcelles nucléaires (théorie de Weismann) qui à l'état latent dormaient dans la race et se sont fait subitement jour dans cette éclosion de génie poétique, mais aussi dans cet état pathologique qui devait désoler toute sa vie.

Biographie d'Alfred de Musset. — Le portrait.

L'acte de naissance d'Alfred de Musset nous apprend que le poète naquit le 11 décembre 1810 à 11 heures du matin dans une maison qui portait le numéro 33 de la rue des Noyers.

Tout a été dit sur sa vie, des volumes entiers de biographie ont été publiés et nous serons obligés de nous restreindre considérablement pour ne donner qu'un aperçu des diverses phases de son existence. Nous nous attacherons plus particulièrement à mettre en lumière ce qui, chez lui, a un caractère médical, et, pour de plus amples détails, nous renverrons le lecteur à notre table bibliographique, où il trouvera bien des titres d'ouvrages à consulter.

Nourri au sein par sa mère, Alfred de Musset se développa normalement, sans que rien, tout d'abord, le distinguât des autres nourrissons.

Cet enfant si, nerveux par la suite, n'eut même pas de ces convulsions si fréquentes à cet âge. Sans être vigoureux il n'était pas chétif, et nous n'avons pas trouvé trace de maladie, si bénigne soit-elle, dans cette première période de sa vie.

Nous ne savons pas s'il marcha de bonne heure, mais nous savons du moins que son intelligence était très vive et qu'il parlait déjà couramment à un âge où les enfants commencent à zézayer.

Dès cette époque, on trouve chez lui des signes d'une impressionnabilité extrême, à laquelle se joignent, au dire de son frère

une impatience de jouir, une disposition à dévorer le temps qui ne se sont jamais calmées ni démenties un seul jour.

Et lui-même, plus tard, se rendant compte de cet état d'esprit, l'expliquait par les circonstances spéciales au milieu desquelles il avait vu le jour.

Pendant les guerres de l'empire, dit-il, tandis que les maris et les frères étaient en Allemagne, les mères inquiètes avaient mis au monde une génération ardente, pâle, nerveuse.

C'est qu'en effet la Révolution et l'Empire avaient produit dans le monde un profond bouleversement.

Des conditions nouvelles de vie, des idées toutes neuves, nées aux sons du tambour et de la canonnade l'annonce, l'attente anxieuse d'un siècle nouveau dont on ne pouvait encore deviner les mystères ; tout cela était bien capable d'impressionner vivement la jeune génération.

De bonne heure on trouve chez Musset une précocité extraordinaire, et un besoin violent de posséder immédiatement et d'une façon absolue tout ce qu'il désire : il trépigne d'impatience en attendant qu'on lui mette des souliers rouges qu'on vient de lui acheter, et dit à sa mère : que si on ne se hâte pas, ses souliers neuf seront vieux.

Déjà il a du goût pour les spectacles. A trois ans

la pompe et le décorum des cérémonies religieuses frappent son imagination d'enfant, et il demande ingénument à sa mère si le dimanche suivant on le conduirait à la comédie de la messe.

Ce bébé a besoin d'affection, il est d'ailleurs choyé par tous ceux qui l'entourent. Il est doux, aimant et son impressionnalité qui lui fait trouver des mots, des raisonnements, des réponses très drôles, lui attirent toutes les sympathies de la maison, (les grandes personnes aiment à rencontrer et à cultiver chez les enfants ce qu'elles trouveraient insupportables chez des personnes de leur âge).

Cette affection dont il est l'objet, le petit Alfred y tient jalousement, et y répond par un attachement qui touche à la passion. Il est plein d'inquiétude un jour que sa jeune tante Nanine lui a déclaré qu'elle ne l'aimait plus. Il se livre difficilement d'ailleurs à un inconnu ; il l'observe avec méfiance, et n'accorde ses bonne grâces que lorsqu'il les juge méritées.

Le petit Alfred n'est pas, à vrai dire, un enfant modèle. Bien souvent, sans motif, après plusieurs jours de sagesse, il devient tout à coup maussade, et commet faute sur faute; incapable de maitriser ses impulsions, il lui faut attendre que ses nerfs soient calmés; mais alors ce sont des vraies larmes, il se lamente, demande pardon, et témoigne un repentir si sincère et un désespoir si violent que sa mère est encore obligée de le consoler.

Toutes ces manifestations morbides seront étudiées, analysées et classées un peu plus loin.

Il est aussi sujet à des accès de colère violente,

pendant lesquels il maudit avec des accents tragiques, ceux qui l'ont irrité ; puis il tombe épuisé, dompté par sa colère elle-même. Il rit et il pleure, il est gai et taciturne, causant et fermé, raisonnable et impulsif tour à tour, et ses parents qui connaissent son état nerveux évitent tout ce qui peut le contrarier, redoutant de pousser à bout cette jeune nature, qui va si rapidement d'un extrême à l'autre.

Il laisse déjà prévoir tout ce qu'il sera plus tard. Précoce en intelligence et en imagination, il l'est encore en sentiments, et à l'âge de quatre ans il se prend d'une passion violente pour une cousine de douze ans plus âgée que lui. Il la demande en mariage et naturellement on la lui accorde sans penser que le jeune bambin prend la chose au sérieux. Mais lorsque la cousine quitte Paris, Alfred n'a pas de plus ardent désir que de savoir écrire afin de correspondre avec celle qu'il considère comme sa femme ; et c'est avec acharnement qu'il s'adonne alors à l'étude de son alphabet.

La cousine se maria quelque temps après, elle ne pouvait compter sur les engagements de l'enfant et elle ne crut pas avoir manqué à sa parole. Alfred ne pensa pas de même, longtemps après le mariage qu'on lui avait caché soigneusement dans la crainte de quelque crise, il apprit l'entière vérité et c'est en tremblant qu'il demanda si sa cousine avait pu le tromper de telle façon.

Mais, ajoute Paul de Musset, quand on lui eut dit : que sa cousine lui gardait la tendresse d'une sœur aînée, son anxiété se calma, il réfléchit un moment et répondit « Eh bien je m'en contenterai » comme s'il eût pu comprendre la différence entre une épouse et une sœur.

Peut-être après tout l'avait-il pressentie, tellement étaient innés chez lui sa sensibilité et le don de divination qu'il devait garder toute sa vie.

Pour correspondre avec « sa femme », il avait appris à lire et à écrire. Il ne tarda pas à dévorer les livres.

Son imagination surchauffée par l'épopée napoléonienne dont il entendait chaque jour des récits enthousiastes, la vue de l'empereur passant à son retour de l'île d'Elbe au milieu de ses grands officiers tout chamarrés d'or, avaient donné à l'enfant un goût particulier pour le fantastique.

Ses lectures s'en ressentirent. Il choisit celles qui flattaient ses goûts.

Il lut toutes ces histoires extraordinaires que l'on met trop souvent encore entre les mains des enfants et qui, leur causant le plus souvent des craintes et des terreurs nocturnes, nuisent au développement rationnel de leurs facultés.

Chez lui, elles accentuèrent encore sa naïveté naturelle et son goût pour le merveilleux.

En 1816, Alfred avait six ans ; on le mit comme élève externe dans une école où son frère était pensionnaire. Il y était assez mal vu en raison de ses sentiments bonapartistes ; par contre, les bambins de son âge qui affichaient leur admiration pour les Bourbons étaient choyés et considérés. C'est là le seul souvenir qu'Alfred de Musset ait gardé de cette époque. C'est peut-être ce souvenir qui, plus tard, le dégoûta de la politique.

Alfred et son frère ne restèrent pas longtemps dans cette institution ; tous deux prirent la rougeole, et rentrèrent au sein de leur famille. Les parents, décidés à les garder à la maison, leur donnèrent un précepteur.

Dès cette époque, on remarque chez le petit Alfred une tendance très nette à s'exciter au travail. Il lisait pendant des heures entières et n'abandonnait un livre que lorsqu'il l'avait terminé. Il le relisait ensuite plusieurs fois pour en saisir fidèlement les moindres détails, et c'est de la sorte qu'il dévora les *Mille et une nuits*, les *Mille et un jours* et une foule d'autres contes fantastiques.

Sa faculté d'attention était déjà très développée, et s'il ne prêtait pas toujours une oreille attentive aux leçons de son précepteur, c'est qu'il rêvait souvent aux jeux préférés auxquels son frère et lui consacraient toutes leurs récréations. Jouer des comédies tirées de ses lectures merveilleuses, construire des palais enchantés, fabriquer des talismans, entreprendre des voyages aériens, enfin, pendant les vacances, grimper aux arbres pour aller goûter sur les plus hautes branches, franchir des mares avec une perche, voilà les distractions auxquelles il se livrait avec toute la fougue de ses jeunes années.

Livré à cette vie active et gaie, Alfred n'eût pas différé sensiblement des enfants de son âge, si des bizarreries dans le caractère n'avaient été les signes d'un état pathologique et impulsif qui ne devait que s'accentuer plus tard.

En 1818, revenant de la villa des Clignets, où il avait passé la belle saison, Alfred, raconte son frère,

eut des accès de manies causés par le manque d'air et d'espace, qui ressemblaient assez à ce qu'on raconte des pâles couleurs des jeunes filles. Dans un seul jour il brisa une des glaces du salon avec une bille d'ivoire, coupa des rideaux neufs avec des ciseaux et colla un large pain à cacheter sur une grande carte d'Europe au beau milieu de la Méditerranée. Ces trois désastres ne lui attirèrent pas la moindre réprimande, parce qu'il s'en montra consterné.

Il se consola bientôt de son retour à Paris par de nouvelles lectures. La *Jérusalem délivrée*, les *Quatre Fils Aymon*, une foule de romans de chevalerie furent lus avec enthousiasme et lui fournirent le thème de nouvelles comédies aussi passionnantes que les précédentes.

A la fin de l'année 1815, le précepteur des enfants ayant quitté la famille de Musset, Paul entra comme pensionnaire, et Alfred comme externe au collège Henri IV.

Cette année scolaire qui marque le premier choc douloureux d'Alfred avec la vie extérieure, devait aussi marquer la fin de cette période de merveilleux dans laquelle son imagination s'était complue jusqu'alors.

Le jour de son entrée au collège, ses camarades le reçurent fort mal; ils tirèrent sa belle crinière blonde, et se moquèrent de son col festonné rabattu sur les épaules. Alfred rentra chez lui désolé, exigeant qu'on lui coupât les cheveux, et prenant l'aventure au tragique.

Une fois rentré dans le rang, c'est-à-dire semblable aux autres, la gent écolière lui laissa momentanément la paix. Cela ne devait pas durer.

Il entrait au collège, à l'âge de neuf ans, parlant presque couramment l'italien, et passablement instruit sur l'histoire, et la géographie, que son précepteur lui avait apprises au cours de leurs promenades en commun.

On le jugea donc digne d'entrer en sixième classique et, malgré sa jeunesse, à la première composition il se classa premier : ce triomphe réveilla la haine des écoliers, la cabale recommença de plus belle, on persécuta le pauvre enfant trop malingre pour se défendre, et cela dura jusqu'au jour où son ami Léon Gobert prenant fait et cause pour lui, désarma par des horions largement distribués, les rancunes de ses camarades.

Alfred avait éprouvé un vif chagrin de se voir en butte aux méchancetés de ses camarades, mais il eut vite fait de les juger, et sachant qu'il n'avait rien à attendre d'eux, il resta toujours sur une réserve hautaine et pas un seul d'entre eux n'eut l'honneur d'être tutoyé de lui.

Il oublia d'ailleurs ses rancœurs, et de cette période de sa vie, il ne sembla jamais avoir conservé un souvenir pénible.

Le travail, la soif de connaître, l'absorbaient alors.

Ses premières illusions étaient tombées. Quel dommage, avait-il dit le jour où il s'était rendu compte que le monde des fictions n'était pas celui où il devait passer ses jours.

Don Quichotte avait porté le dernier coup à son amour pour les romans de chevalerie. Son imagination, comme dit son frère, avait jeté sa gourme.

Il ne devait lui en rester qu'un élément poétique et généreux, une certaine inclination à considérer la vie comme un roman, une curiosité juvénile, et une sorte d'admiration pour l'imprévu, l'enchaînement des choses et les caprices du hasard. Ce penchant un peu fataliste devait se faire jour plus tard dans ses nouvelles et ses comédies, notamment chez les personnages auxquels l'auteur a prêté ses idées et ses sentiments.

Elève modèle, il restait malgré cela le jeune nerveux que nous avons vu dans son premier âge, et ses parents redoutant pour sa sensibilité et sa susceptibilité trop vives, n'avaient pas voulu s'en séparer complètement, ainsi qu'ils l'avaient fait pour leur fils aîné, et ils l'avaient mis simplement comme demi-pensionnaire à Henri IV. Partageant son temps entre la lecture et l'étude, au milieu des siens qu'il chérissait ; il conservait, malgré tout, un esprit inquiet. L'idée d'une faute devenait pour lui une véritable obsession et il s'accusait lui-même de son méfait.

Il fut donc sans cesse malheureux et agité pendant le temps de ses études classiques ; une mauvaise place le mettait au désespoir. S'il n'avait pu apprendre ses leçons jusqu'au dernier mot, il partait au collège tremblant de frayeur. (Paul de Musset).

Plus tard, il se corrigea bien de cette timidité, mais il ne put jamais se défaire de sa disposition à l'inquiétude.

Son aptitude au travail, son intelligence, lui permirent de faire de rapides progrès. Il passa directement de la sixième classique à la quatrième, et y remporta encore, malgré sa jeunesse et le niveau plus élevé des études, de très nombreux succès.

Il parlait l'italien, il apprit l'anglais qu'il connut bientôt suffisamment pour lire Shakespeare dans le texte et goûter toutes les beautes dece théâtre qu'une traduction ne peut laisser savourer comme il convient.

A l'époque de sa première communion, nous ne savons pas s'il eut des accès de mysticisme religieux. Sa nature impressionnable nous permet de le supposer, bien que l'éducation reçue dans sa famille n'ait pu l'y prédisposer. Toujours est-il que la foi ne ne dura pas longtemps chez lui. Ses lectures, ses réflexions, l'influence du milieu la lui firent perdre de bonne heure. Il perdit ainsi un soutien moral puissant qui aurait pu lui servir dans les moments de crises.

Nous le suivons ainsi jusqu'en 1824, toujours travaillant, mais toujours inquiet, tantôt d'une gaieté exubérante, tantôt d'une mélancolie noire.

Il lit les poètes italiens, Léopardi fait ses délices, il lit les poètes de la Renaissance et voue un véritable culte à Joachim du Bellay. Pendant ces deux années il passe ses vacances scolaires au château de Cogners, chez son grand oncle, et là, un jour qu'on lui a permis de chasser le lapin de garenne avec un vieux fusil tout usé, il risque de tuer son frère qui marchait devant lui, et ne se doutait pas que l'arme en mauvais état pouvait partir toute seule.

La charge de plomb, dit Paul de Musset, dans sa biographie, fit un trou dans la terre à quelques lignes de mon pied droit, je me retourne au bruit et à travers un nuage de fumée je vois mon frère chanceler et s'asseoir, il eut une attaque de nerfs suivie d'un accès de fièvre. Son indisposition ne dura pas, mais son goût pour la chasse se trouva fort diminué, le séjour de Cogners terni dans son esprit et le chiffre même de 1824 remplacé à jamais par cette périphrase : « l'année où j'ai failli tuer mon frère.

Il allait alors avoir quatorze ans, et entrait en seconde classique, il comptait parmi ses amis, le duc de Chartres, son camarade de classe, et il était fréquemment invité chez lui au château de Neuilly. Par goût, il préférait la société de ceux dont la situation sociale était supérieure à la sienne.

Contrairement aux jeunes garçons de cet âge, il n'avait aucune idée sur la profession qu'il exercerait plus tard. Sa nervosité et sa sensibilité lui avaient fait deviner ce qu'était l'existence, et il déclare dans ses confessions que c'est à cette époque de sa vie qu'il se jura:

C'est bien assez peu d'être un homme... je serai un homme, mais non une espèce d'homme particulière.

Son goût pour la poésie grandissait de jour en jour; du plaisir d'en lire devait naître bientôt le désir d'en écrire, et le 16 novembre 1824, il s'essayait pour la première fois, composant une chanson qui ne nous est pas parvenue, à l'occasion de la fête de sa mère.

Nous venons de voir, jusqu'à présent, Alfred de Musset, bon élève, studieux, mais sensible à l'excès, craintif, nerveux, maladif, se laissant émouvoir violemment par la moindre impression. Une disposition spéciale à s'analyser, à rechercher en lui les divers phénomènes dont il était l'objet, le besoin de creuser, de fouiller toute chose, pour en trouver la raison d'être commençaient à se faire jour en lui, et à lui donner cette tournure d'esprit qui devait caractériser toute son existence.

C'était l'époque de la puberté; époque qu'il nous a été très difficile de faire revivre, son frère en ayant très peu parlé, et lui-même ne nous ayant laissé que d'infimes souvenirs sur cette période de son existence. Il dut y avoir un changement considérable dans tout son être. En même temps, que, physiquement il devenait un homme, ses conceptions, ses idées, ses aspirations changeaient.

En 1826, dit son frère, son esprit donna des signes remarquables d'indépendance et de force. Comme on lui apprenait la logique, l'analyse, le raisonnement, il se prit à raisonner. Souvent, après la classe de philosophie où il avait écouté attentivement la leçon, il secouait la tête, et commençait à dire: « Celà ne me satisfait pas ». Alors il retournait de cent façons différentes la question traitée, pénétrait au fond et concluait dans un sens nouveau.

Tout cela ne nous satisfait pas non plus, et ne nous explique pas comment une année plus tard, une lettre par lui écrite à son ami Paul Foucher, et que nous allons citer un peu plus loin, devait nous le faire voir sous un jour tout différent de celui sous lequel nous le présente son frère.

Tout d'abord, rendons-nous compte de ce qu'est la puberté. C'est l'époque de la vie à laquelle on devient un homme, à laquelle on éprouve les premiers désirs sexuels, et il est naturel qu'alors la femme prenne, subitement, un attrait spécial, et change, du tout au tout, les idées et les sentiments.

A cette époque, le cœur et l'imagination, à la remorque de forces physiques qui n'ont pas encore acquis leur complet développement, s'essayent à leur manière; bâtissant des systèmes, se laissant volontiers aller à des rêveries maladives empreintes de mysticisme et qu'on a appelées « l'idéal amour des enfants ».

Il y aurait une belle étude à faire sur ce sujet. Cet amour idéal toujours contrarié par les nécessités mêmes de la vie, condamné à mourir avant d'avoir même vu le jour, laisse sur les individus une empreinte plus ou moins vive, mais qui exerce souvent une grande influence sur la façon d'agir, de penser et de sentir de toute la vie.

Cet amour, Musset l'éprouva en 1826, pendant sa première année de philosophie. Il y apporta toute la douceur charmante de sa jeune âme mélancolique. C'était une jeune fille du même âge que lui, elle appartenait à une excellente famille, que connaissaient ses parents. Ce fut une idylle pendant laquelle il lui écrivit plusieurs poésies, mais qui dut cesser par l'opposition de leurs familles, au mariage que désiraient les deux jeunes gens.

Ne revoyant plus cette jeune fille qu'il avait idéalisée, Alfred, l'oublia ou plutôt se résigna. A cette époque déjà, il était fataliste, de ce fatalisme empreint de dégoût de la vie, comme l'ont seuls connus les jeunes gens de cette génération, Alfred, qui devait plus tard s'intituler : « l'enfant du siècle » éprouvait déjà plus que tout autre ce *tœdium vitæ*, dont il explique la génèse dans ses Confessions. Lisez-les ces Confessions, vous y trouverez dépeint avec une vibrante éloquence le vertige moral éprouvé par la jeunesse d'alors.

Napoléon mort, dit-il, les puissances divines et humaines étaient bien rétablies de fait, mais la croyance en elles n'existait plus.....

Tout ce qui était n'est plus, tout ce qui sera n'est pas encore, ne cherchez pas ailleurs le secret de nos maux.....

L'âme disait : quelle épaisse nuit sur la terre, et nous serons morts quand il fera jour. Le corps disait : l'homme est ici-bas pour se servir de ses sens.....

Et ailleurs : Plaignez-nous, plus que tous nos pères, car nous avons beaucoup des maux qui les rendaient dignes de plainte, et nous avons perdu ce qui les consolait.

Ces quatre citations résument la tristesse des temps. Au tumulte de l'empire avait succédé le calme et le silence de la France endormie après tant de luttes et de fatigues ; et la jeunesse, née au milieu de la guerre, et pour la guerre, cherchant avec l'énergie du désespoir à restaurer un état de choses à jamais disparu, usait et perdait lentement sa confiance en elle, sa foi dans l'idéal, la force de ses espérances.

Qui osera, dit encore Musset un peu plus loin, qui osera jamais raconter ce qui se passa alors dans les collèges ; les hommes doutaient de tout, les jeunes gens nièrent tout. Dès lors ils se forma deux camps : d'une part les esprits exaltés souffrants, toutes les âmes expansives qui ont besoin de l'infini plièrent la tête en pleurant, ils s'enveloppèrent de rêves maladifs, et l'on ne vit plus que de faibles roseaux sur un Océan d'amertume. D'autre part les hommes de chair restèrent debout, inflexibles au milieu des jouissances positives, il ne leur prit d'autre soucis que de compter l'argent qu'ils avaient.

Comme on le voit cette période intermédiaire entre les siècles écoulés de l'absolutisme, et le nouveau siècle qui s'ouvrait pour libérer la pensée humaine, pouvait bien remplir d'anxiété et d'angoise cette jeunesse, arrachée brusquement à toute tradition. Tout ce qu'en a dit Musset nous pouvons le croire. Ce n'est pas avec des yeux de poète qu'il a regardé les événements ; et Maxime Ducamp atteste : « que tel était bien alors l'état d'esprit de la jeunesse : à quoi bon agir, à quoi bon exister, à quoi bon... Tout? » Telle était la philosophie de l'époque, la philosophie d'une race désorientée et cherchant sa voie.

Les plus riches se firent libertins... Les plus pauvres se jetèrent dans l'enthousiasme à froid.

Alfred de Musset, obéissant à sa nature nerveuse, devait tour à tour imiter les riches et imiter les pauvres. On lui avait refusé la main d'une jeune fille qu'il adorait; la fatalité l'avait voulu. A quoi bon se plaindre. Que son rêve se soit réalisé ou non; qu'importait-il, puisque la vie ne valait pas la peine d'être vécue.

Etre libertin, c'était courir les femmes et se griser avec de bons vins ou des liqueurs fortes. L'habitude se crée au premier acte; cela fut vrai chez Musset, qui, prédisposé comme il l'était, se mit rapidement à boire sans modération. L'entrainement compta peu chez lui; dès le premier jour, le besoin d'excitants l'avait entraîné à un usage excessif des boissons alcooliques.

Il leur demanda la force de vivre qui lui manquait dans ses périodes de dépression. Il but comme un fils d'alcoolique et son organisme mal résistant se laissa bientôt imprégner par le terrible toxique.

Les femmes l'attiraient. L'année 1827, pendant laquelle il redoublait sa philosophie, marque ses premiers succès féminins.

Au fond, il rêvait d'une femme capable de le comprendre et de lui inspirer un amour idéal. N'est-ce pas lui qui a dit : « Quel titan muet est-ce donc pour oser refouler sous les baisers du corps l'amour de la pensée ». A vrai dire, c'était un surexcité. Ne pouvant attendre, il suivait le premier jupon venu et il se donnait une illusion passagère, à laquelle succédait bien vite la dépression et le dégoût. La dépression entraînait le besoin d'excitants et il noyait son dégoût dans la boisson. Il se hâta pourtant d'oublier ses premiers succès, n'y ayant pas trouvé le moindre plaisir psychique, le moindre sentiment vraiment élevé.

Il y avait certainement dans cette façon d'agir, beaucoup de dépit caché.

> Chose étrange, dit-il, je mettais de l'orgueil à passer pour ce que je n'étais pas du tout.

Cependant il n'oubliait pas pour cela le travail et l'étude. Présenté dans le fameux cénacle romantique, reçu chez Victor Hugo où il fréquentait toutes les gloires futures du siècle, il s'enthousiasmait pour la jeune école et commençait à s'essayer dans le genre qu'elle avait créé.

En même temps que grandissait son goût pour la poésie, et pour les poètes italiens en particulier, il se passionnait pour la philosophie, et suivait dans cette étude une méthode personnelle que son frère caractérise ainsi :

> Non content d'étudier une philosophie, il l'adoptait, volontiers il l'aurait professée et même pratiquée. Mais bientôt le doute arrivait, le disciple devenait juge et puis contradicteur... A la recherche du beau, il procéda de la même façon...

La fin de l'année scolaire arrivait, il se présenta au concours général de philosophie pour les lycées et collèges de France. Le sujet proposé était « *Quaenam sint judiciorum motiva, an cuncta ad unum possint reduci* ». Il ne remporta que le second prix. C'était sous le règne de Charles X, et le sujet traité supérieurement par lui, ne l'avait pas été à un point de vue suffisamment religieux pour l'époque. Alfred de Musset venait de terminer par ce petit triomphe sa vie de collège. Il partit en vacances au château de Cogners où il fut douloureusement impressionné par la mort de sa grand'mère. Les idées signalées plus haut ne faisaient que s'accentuer dans son esprit. Il s'était habitué à un genre de vie plus ou moins régulière, et la pensée qu'il allait lui falloir choisir une carrière, était pour lui une obsession, une cause de continuels tourments. Un changement s'était accompli en lui ; sans s'en douter, il s'était éloigné des idées inculquées par sa famille, et il en ressentait un malaise qui l'opprimait. Ses parents qui devinaient en partie la métamorphose de leur fils, l'avaient envoyé au château de Cogners pour l'arracher à son milieu habituel, mais aussi pour lui permettre dans la solitude de réfléchir et de choisir librement sa carrière. C'est de ce château qu'il écrivait le 23 septembre 1827, à son ami Paul Foucher, qui devait la publier plus tard, dans son livre « Entre cour et jardin », une lettre intéressante à bien des titres. Cette lettre nous permet de saisir sur le vif, tout ce qu'il y avait déjà de bizarre dans la mentalité du jeune homme, dans sa manière particulière d'aimer les femmes, et de noyer leur souvenir dans la boisson.

Je m'ennuie, dit-il, je suis triste ; mais je n'ai pas le courage de travailler. Ah que ferais-je ? Retournerai-je quelque position bien vieille ? Ferais-je de l'originalité en dépit de moi et de mes vers. Depuis que je lis les journaux (c'est ici ma seule distraction), je ne sais pas pourquoi tout cela me semble d'un misérable achevé ; je ne sais si c'est l'ergoterie des commentateurs, la stupide manie des arrangeurs qui me dégoûtent, mais je ne voudrais pas écrire ou je voudrais être Shakespeare ou Schiller. Je ne fais donc rien. Je sens que le plus grand malheur qui puisse arriver à un homme qui a les passions vives, c'est de n'en avoir aucune. Je ne suis point amoureux, rien ne m'attache ici, je ne fais rien. Je donnerais ma vie pour deux sous, si pour la quitter il ne me fallait pas passer par la mort. Voilà les tristes réflexions que j'entretiens, mais j'ai l'esprit français, je le sens ; qu'il arrive une jolie femme, j'oublierai tout le système amassé depuis un mois de misanthropie, qu'elle me fasse les yeux en coulisse, et je l'adorerai *pendant au moins six mois*. L'âge me mûrira, je l'espère, car je suis bon à jeter à l'eau.

Je donnerais 25 francs pour avoir ici une pièce de Shakespeare en anglais. Les journaux sont si insipides, les critiques si plates. Faites des systèmes, mes amis, établissez des règles, vous ne travaillez que sur les froids monuments du passé. Qu'un homme de génie se présente, et il renversera votre échafaudage et se rira de vos poétiques. Je me sens par moment une envie de prendre une plume, et de salir une ou deux feuilles de papier, mais la première difficulté me rebute. Un souverain dégoût me fait étendre les bras et fermer les yeux. Comment me laisse-t-on ici si longtemps? J'ai besoin d'un joli pied et d'une taille fine, j'ai besoin d'aimer. J'aimerais ma cousine qui est vieille et laide, si elle n'était pas pédante et économe. Je t'écris pour te faire part de mes dégoûts et de mes ennuis. Tu es le seul lien qui me rattache à quelque chose de remuant et de pensant. Tu es la seule chose qui me réveille de mon néant, et qui me reporte vers un idéal que j'ai oublié par impuissance. Je n'ai plus le courage de rien penser; si je me trouvais à Paris, j'éteindrais ce qui me reste d'un peu noble dans le *punch* et la *bière* et je me sentirais soulagé. On endort bien un malade avec de l'opium, quoiqu'on sache que le sommeil lui doive être mortel; j'en agirais de même avec mon âme.

C'est là pour le jeune homme un bien triste retour sur lui-même. Nous voulons bien que le milieu où il passe ses vacances soit bien propre à engendrer la mélancolie, mais cette lettre nous permet quand même de tirer bien des conclusions. Par une sorte de respect humain des nobles sentiments qu'il sent en lui, nous voyons Musset cherchant à en tarir la source et les bafouant avec délices, comme pour se cacher à lui-même cette sensibilité qui le fait poète. Peut-être après tout avait-il déjà pressenti qu'une trop grande délicatesse de l'âme cause dans les sociétés humaines le malheur de ceux qui la possède. A son retour à

Paris, il lui fallut choisir une carrière, M. de Musset ne voulait pas laisser son fils dans l'oisiveté.

Attiré sans doute par le côté mystérieux de la médecine, curieux comme tout homme du monde des phénomènes de la vie et des bizarreries pathologiques, Musset crut se découvrir soudain une vocation pour les études médicales. Il était surtout frappé par la chirurgie, il y trouvait un résultat immédiat visible et palpable qui l'enthousiasmait. Et pourtant la chirurgie, à cete époque, était obligée de se restreindre; la théorie microbienne était inconnue, et les infections post-opératoires faisaient de nombreux ravages dans les cliniques chirurgicales. Alfred commença donc sa médecine (1) et suivit les cours de physiologie et d'anatomie de Bérard, les leçons de chimie de Thénard. Il ne devait pas profiter de ce docte enseignement. De la chimie, il retint si peu que plus tard, il fut tout étonné un jour de ne pouvoir allumer sa cigarette à l'aide d'un vers luisant qui étincelait dans l'herbe. Quant à l'anatomie, elle produisit sur lui une fâcheuse impression dont il reparlait souvent. Il éprouva une répugnance horrible pour les cadavres au milieu desquels il devait travailler; et il raconte que la première fois qu'il assista à la leçon pratique de l'amphithéâtre, il commença bien par rire de ses camarades que gagnait le mal de cœur.

Mais lorsque le scalpel vint à entrer dans la chair, et que le sang noir qui coulait lentement sur la poitrine ouverte

(1) Mme Laudin de Musset possédait la carte d'étudiant en médecine de son frère,

commença à exhaler une épouvantable odeur, il s'enfuit à toutes jambes. Cependant, rentré chez lui, il voulut manger. Cela lui fut impossible ; il prit même en horreur le premier plat qu'on lui servit, et il lui fut impossible d'en manger depuis.

Le soir de cette épreuve, il eut un cauchemar qui fit sur lui une vive impression et se renouvela plusieurs fois dans le cours de son existence. Un cadavre sale et visqueux vint se coucher auprès de lui ; il en sentit le contact glacé. Rempli d'horreur, il l'emporta dans la chambre voisine, fermant la clef à double tour. Le cadavre revint. La même scène se répéta plusieurs fois, et la dernière fois qu'il l'emporta il lui sembla que le cadavre était flasque, sans os, et que ses membres étaient ballants comme ceux d'un polichinelle. A son réveil le jeune homme se montra fort impressionné. Il ne voulait cependant pas abandonner du premier coup ses études entreprises. Il retourna à la dissection, espérant vaincre son dégoût ; mais chaque jour, en quittant l'amphithéâtre, il revenait chez lui, pâle, écœuré, sans appétit et horriblement surexcité. Ses parents, voyant qu'il ne parviendrait pas à surmonter sa répugnance, l'autorisèrent à abandonner la blouse et le scalpel. Il le fit avec enthousiasme. De ces quelques semaines, il ne conserva qu'une répulsion marquée pour certains mets (en particulier pour le chocolat) et qu'un souvenir fort désagréable qu'il rappelait plus tard, en disant : « J'enlèverais plutôt la reine de Portugal que de faire de l'anatomie ». A la suite de ce premier essai malheureux, il en fit d'autres dans le droit et dans la banque. Les subtilités de la chicane le révoltèrent, et la banque exigeait trop d'assiduité et d'application. Il essaya de la peinture. Cet art rentrait davantage dans ses goûts; il y fit preuve de merveilleuses dispositions. Il prit des leçons, courut les musées, et serait sans doute devenu une célébrité, si la littérature n'avait dû bientôt l'attirer à elle et l'absorber tout entier. Depuis sa philosophie, il avait continué à fréquenter le cénacle et les hommes de lettres qu'il y rencontrait. Jouant déjà en désespéré, il étudiait les

deux poètes qui venaient de consacrer leur vie à rassembler les éléments d'angoisse et de douleur épars dans l'univers.

Gœthe, et surtout Byron, faisaient ses délices.

Aimant les sensations violentes et factices auxquelles l'entraînait, sa nature nerveuse, pathologiquement prédisposée aux excès de toutes sortes, il s'intéressa avec Byron aux effets fantastiques du haschich et de l'opium. Ce qu'il avait déjà demandé fréquemment à l'alcool, il voulut le retrouver dans l'emploi de ces alcaloïdes. Nul doute que l'ouvrage anglais intitulé *La Confession d'un mangeur d'opium*, par Thomas de Quincey n'ait contribué à développer chez lui le goût de ces narcotiques. Cet ouvrage l'intéressa à tel point, que, sous la forme d'une traduction, très libre d'ailleurs et pleine de réflexions personnelles, il écrit son premier ouvrage ; *L'Anglais mangeur d'opium*. Il le publia en 1828.

A cette époque, nous le retrouvons avec Sainte-Beuve, Emile Deschamps, Louis Boulanger et tant d'autres artistes, courant les estaminets et autres lieux mal fréquentés. Il rentrait chez ses parents, fort tard dans la nuit, excité par de nombreuses libations. Il lui arrivait parfois même de ne pas se coucher. Les lendemains de ces petites débauches il avait de pénibles réveils ; il s'accusait de ses excès, se lamentait sur la faiblesse de sa nature, puis se consolait en pensant que tout cela faisait son éducation, et qu'on ne sait vraiment que ce qu'on a appris par expérience :

Je sens en moi deux hommes, disait-il, l'un qui agit, l'autre qui regarde, si le premier fait une sottise, le second en profitera.

Et partant de ce principe, il se lançait avec la même impétuosité et le même enthousiasme dans d'autres distractions et d'autres plaisirs. Il passait d'une période de travail intensif, à une période d'oiseveté et de débauche; bientôt las de la débauche il se mettait à fréquenter le meilleur monde, faisait force dettes chez les plus grands tailleurs de Paris, jouait gros jeu, avec des jeunes gens beaucoup plus riches que lui, perdant des sommes importantes; courait les salons, s'y livrait pendant des nuits entières aux plaisirs de la danse et des causeries littéraires, s'enivrait du coloris des robes de bal, du parfum des femmes, du luxe des soirées, de l'éclat des lumières, et partout, se dédoublant lui-même, il assistait en spectateur froid et impassible à l'agitation, au cyclone intime de sa vie. Cette façon d'agir ne plaisait guère à ses compagnons d'orgies ; et les périodes où il s'éloignait d'eux, leur semblaient autant de petites trahisons. Son humeur, inégale d'ailleurs, donnant lieu à des chocs fréquents et son caractère hautain nous expliquent le reproche qu'on lui adressait alors, celui d'être un égoiste et de faire toujours bande à part. Cependant, son génie naissant essayait ses ailes. N'ayant eu jusqu'alors que des succès, les périodes de mélancolie passagère ne laissaient que peu de place dans sa vie aux idées de désespérance ; et ce qui triomphait habituellement chez lui c'était la jeunesse brillante et vive, qui, lancée à corps perdu à la poursuite de toutes les jouissances s'en va droit devant elle, dans une course affolée, jusqu'au jour où un obstacle brisera son élan.

Jeunesse. — Bientôt, toute cette jeunesse débordera dans d'éclatantes poésies, qui lui donneront du premier coup une renommée, suffisante pour lui ouvrir bien des portes et bien des cœurs. Déjà il s'était essayé, et dans les bois d'Auteuil ; sous le charme des œuvres d'André Chénier, il avait senti naître l'inspiration et, doucement, quelques pièces de vers; quelques élégies étaient nées de cette première visite de la Muse. Le cénacle devait exercer une grande influence sur l'esprit du jeune homme. Pour y lire quelque chose de sa composition, il avait écrit un petit drame et une ballade. Encouragé par les applaudissements, il continuait par une série de poésies dont le recueil allait bientôt constituer les *Contes d'Espagne et d'Italie*. A cette époque nous ne pouvons parler chez lui, d'un état d'esprit habituel ; il en changeait à chaque instant ; nous ne pouvons donc parler que de l'état qui lui était le plus habituel. Plein de verve, ardent au plaisir, impétueux dans tout ce qu'il entreprenait, pour aimer comme pour haïr, pour admirer comme pour maudire, rempli de fierté par ses premiers succès, tour à tour hardi et sans gêne, de cette hardiesse de dandy arrogant, moqueur, insolent, passionné, rieur, mélancolique à ses heures, paresseux, et malgré cela, voulant à tout prix mener de front tous ses goûts pour y chercher les impressions, extrêmement vives qu'il ressentait en présence des moindres choses, et cherchant à les exprimer avec la grâce et la facilité dont il était amplement doué. Tel était alors Musset, il avait près de dix-neuf ans, et avec une vigueur physique extraordinaire, supportait les fatigues de ses nuits de plaisir, esquissant maintes aventures romanesques auxquelles il fait allusion de temps à autre dans son œuvre. C'est l'époque où il avait pour maîtresse une demi-mondaine, brune à opulente chevelure, qui lui inspirait l'Andalouse de son premier ouvrage.

S'il avait des succès, il avait aussi ses désenchantements. Son Andalouse le quittait un beau jour et s'envolait avec un autre ; c'est d'elle, semble-t-il, qu'il devait six ou sept ans plus tard rappeler le souvenir dans la nuit d'octobre. Une trahison lui donnait des spasmes à le faire suffoquer et il en gardait pour longtemps un cuisant et douloureux souvenir. On abusait de sa naïveté pour lui faire jouer inconsciemment le rôle de Fortunio dans le *Chandelier* et sa vanité s'en trouvait fort vexée ; il en éprouvait même, sur le moment, un violent chagrin ; mais ce n'était là qu'une goutte d'amertume versée dans le calice dont il abreuvait sa jeunesse ;

il se lamentait bien quelques jours, mais trouvait rapidement de quoi se consoler.

Il avait un ami sincère et dévoué, Alfred Tattet, qui, plein d'une affectueuse sollicitude, s'efforçait de faire disparaître les petites misères les plus susceptibles d'entraver la fougueuse et exubérante gaîté du jeune poète. Et il continuait à courir les salons, à mener joyeuse vie, se signalant par ses allures de jeune poulain échappé. Il lançait aux femmes des œillades passionnées, en recevait d'elles, et, grisé de ses bonnes fortunes, il oubliait bien souvent cet emploi d'expéditionnaire à l'entreprise des chauffages militaires, que le père Musset-Pathay de naturel plus pratique, avait imposé à son fils. Il occupait la place en question depuis bientôt six mois, quaud il publia les *Contes d'Espagne et d'Italie.* Le succès de ce premier ouvrage lui valut de son père, l'autorisation d'abandonner ce travail de bureau pour lequel il se sentrait si peu de goût. Dans les Contes qui venaient de paraître, il mettait à nu toute cette première partie de sa jeunesse. Sous les traits de Don Juan il se peignait lui-même ; tout à la fois :

> Jeune, beau, roué, aimable, aimant, presque candide, passant à travers toutes les circonstances, pour atteindre un amour infini, qu'il avait rêvé et qui le fuyait sans cesse, croyant aimer, dupe de lui-même quand il séduisait, et ne changeant, que parce qu'il n'aimait plus.

Une femme, douce et fidèle, devait en somme, s'accommoder fort peu d'un pareil type d'homme. Il n'aimait que pour lui-même, pour sa satisfaction personnelle et ne s'inquiétait que de son bonheur. La lassitude chez lui arrivait de bonne heure, et la femme perspicace, qui savait deviner sa nature, devait se mettre rapidement sur ses gardes, afin de ne pas souffrir elle-même d'une trahison prévue d'avance ; elle devait donc se donner à lui sans enthousiasme et le quitter à la première occasion.

N'ayant plus de situation sociale, il mène la vie d'artiste, il écrit par boutades, s'essaie au théâtre, mais la Révolution de juillet 1830 l'empêche de faire jouer sa pièce *La Quittance du diable.* Il commence les *Derniers moments de François Ier*, mais ne les termine pas. Il revient au théâtre, au mois de Décembre de la même année ; mais c'est pour voir sa *Nuit Vénitienne*, accueillie par les sifflets de toute la salle ; et il abandonne, pour longtemps, l'*Art scénique*, comme il le disait lui-même les jours où il était en veine de faire des jeux de mots. Il se contente d'écrire dans *Le Temps*, dans l'*Europe littéraire*, et de rompre avec les romantiques purs en publiant sa nouvelle profession de foi dans *Les Secrètes pensées de Raphaël.* Il produisit fort peu en 1831, occupant ses nombreux loisirs à travailler et à s'instruire, et menant entre temps une vie de véritable débauche. Ce n'était pas qu'il y trouvât du plaisir, mais il voulait s'étourdir et étudier les impressions qu'il ressentait au milieu d'une vie aussi agitée ; car au fond,

> Les orgies le dégoûtaient, les courtisanes lui soulevaient le cœur, l'air seul de la débauche froissait cette sensitive ; il était en amour, naïf et tendre comme un écolier... fat après la conquête; il pleurait pour un regard qu'il n'obtenait pas.

Et pourtant, avec cette délicatesse extrême dont il était doué, il ne voyait pas la nécessité de rompre avec ses habitudes, et, la fatigue physique, le surmenage intellectuel, l'abus du tabac dont il faisait déjà une ample consommation, l'alcoolisme enfin, devaient rapidement ébranler la santé florissante dont il jouissait depuis la puberté.

A ce moment il commença à souffrir de maux de tête, et de névralgies. Il est satisfait de l'expérience qu'il croit avoir acquise, mais son état de santé n'est pas sans lui donner quelques inquiétudes. S'il allait mourir sans avoir tout vu, tout goûté, tout appris.

Je sens, dit-il un jour à son frère, qu'il me manque je ne sais quoi; est-ce un grand amour? Est-ce un grand malheur? peut-être tous les deux.

Au fond, il le désire ce grand amour, même s'il doit engendrer un grand malheur. Il lui semble que ce sera un dérivatif qui l'arrachera à la vie qu'il mène, à la pente sur laquelle il se sent glisser, et qui l'entraine vers l'abîme. De plus, ce grand amour doit compléter son expérience. Il veut savoir au juste ce qu'est une passion violente, et inconsciemment il se suggestionne lui-même, il s'excite à aimer déjà, sans la connaître, celle qui lui inspirera cette passion tant désirée; il est une proie toute désignée d'avance pour la femme qui frappera suffisamment son imagination, et le fascinera au point de se l'asservir corps et âme.

A ce moment là, un gros chagrin vient frapper Alfred de Musset. Le 7 avril 1832, son père meurt du choléra. Les Confessions d'un enfant du siècle témoignent de l'affection mêlée de vénération qu'il éprouvait pour son père. Ce fut un coup violent qui faillit changer totalement son genre de vie. Il résolut de s'engager au régiment de hussards de Chartres, mais le succès obtenu par ses nouvelles poésies l'en détourna. Après la perte de son père, il voulut rompre avec tout ce qui pouvait lui rappeler trop vivement la famille disloquée par ce malheur. Il vendit le le château de la Bonaventure, abandonnant ainsi d'anciennes traditions; comme si se sentant lui-même incapable de les perpétuer, il avait voulu, de son vivant, marquer ainsi la décadence de sa famille.

Le succès de son second livre de poésies, l'éloge qu'en fit Sainte-Beuve lui-même, donnèrent la célébrité au jeune poète, et M. Buloz, éditeur de la *Revue des Deux-Mondes*, ne voulant pas rester en retard, lui proposa de collaborer à la Publication qu'il dirigeait. Musset accepta avec plaisir, et le 1er août 1833, paraissait dans la *Revue ; André del Sarto,* bientôt suivi des « *Caprices de Marianne* ». Au début de l'année 1833, le jeune poète tomba malade. Les excès commis depuis bien des années l'avaient abattu ; et son moral était affaibli par les aventures vulgaires auxquelles il s'était si souvent mêlé. A son âge, il était déjà blasé. A son avis, un grand amour, seul, pouvait le sauver et il se souhaitait, à lui-même, une passion martyre, comme celle qui dévorait son ami Ulric Guttinger. L'heure était proche où ses vœux allaient bientôt se réaliser.

En mai 1833, M. Buloz avait invité Alfred de

Musset à un dîner qu'il offrait aux rédacteurs de la *Revue des deux Mondes*. C'est à ce dîner que le poète se rencontra pour la première fois, avec la femme qui devait lui inspirer la passion violente qui brisa sa vie; et dont les échos ont retenti dans toutes ses œuvres. Nous voulons parler de George Sand. Musset ne connaissait pas la romancière. Jusqu'alors, il n'en avait dit que du mal ; trouvant que les rôles d'homme dans l'œuvre de la jeune femme, étaient bien faits pour rabaisser aux yeux du monde, les représentants du sexe fort; et bien souvent il avait dit, que George Sand n'avait sans doute jamais rencontré un homme « comme il faut ».

« *Dans tous les chocs de la vie, deux êtres qui se font souffrir sans en avoir l'intention, sont également irresponsables. Le choc résulte des points de départs différents et des façons également différentes de voir et de sentir qu'on leur a inculquées dès la naissance*».

Alfred de Musset, sans l'avoir jamais vue, était bien renseigné sur le compte de l'auteur d'*Indiana*. Il savait que Mme Dudevant avait abandonné son brave homme de mari, pour partir avec son jeune amant Jules Sandeau; qu'installés à Paris, ils n'avaient pu s'entendre bien longtemps, et qu'après avoir désespéré, démoralisé, déshonoré même, le pauvre Sandeau, la romancière avait repris sa liberté, se laissant aller à tous les entraînements de son instinct, changeant d'amant dès qu'elle commençait à s'en lasser, exploitant, dans le sens de ses études psychologiques, les amours qu'elle savait si bien provoquer, les étudiant, pour s'en servir au cours de ses créations littéraires, et désolant la vie de tous ceux qui avaient le malheur de l'aimer.

Cette femme, disait d'elle Jules Sandeau, est comme un cimetière. A chaque pas, sous chaque pierre, on trouve la croix d'un de ses amants.

Elle en avait eu beaucoup, en effet; elle avait même causé le malheur de tous ceux qui l'avaient vraiment aimée. Pour mieux comprendre, au point de vue médical, le vrai caractère de George Sand, pour mieux faire saisir les points qui, chez elle, devaient être totalement incompatibles avec ce que nous savons d'Alfred de Musset, nous allons résumer l'appréciation qu'en a donné le docteur Michaut, dans la chronique médicale dn docteur Cabanes (juillet 1904).

George Sand était une pervertie sexuelle, sans cesse à la poursuite du plaisir et ne le trouvant chez aucun de ses amants. Débauchée frigide, amoureuse anaphrodisiaque, elle était de cette catégorie de bas bleus qui ne connaîtraient pas la volupté de la plume s'ils pouvaient goûter celle de la chair. Faute d'amour physique, de pareilles femmes se réfugient dans l'exaltation de la production intellectuelle, elles ne peuvent être amantes que dans leurs livres, mais mises au pied du mur, elles ne donnent rien de ce qu'elles promettaient.

George Sand, incapable de ressentir ce qu'elle décrivait si bien, sans cesse à la recherche d'une satisfaction que lui refusait la nature, aurait sans doute voulu comme amant un homme puissant, un mâle vigoureux et irrésistible, qui, lui en imposant, la violentant même, l'aurait anéantie et assouvie par la même occasion. Mais elle était trop masculine, trop autoritaire. C'est elle qui asservissait l'homme et l'éloignait ainsi de l'idéal qu'elle s'en était fait. Une fois l'homme asservi, elle se prenait à le mépriser et l'abandonnait, sans s'inquiéter de la passion qu'elle avait allumée chez lui. Sans pudeur aucune, changeant de chemise devant un homme qu'elle voyait pour la première fois. Sans cœur, au point de se faire voir au théâtre le jour de la mort d'un de ses amants ; rôdant partout, grâce au costume masculin qu'elle portait habituellement « elle avait dans l'intimité des allures de fille et un langage de grisette ». Bref, avec sa manie de faire sur ses amants des études de psychologie expérimentale, de vouloir réglementer leur amour, elle devait être « la plus irritante, la plus insaisissable, la plus énervante des maîtresses ». Si on lui oppose Musset, qui devait être après tout le plus insupportable des amants, avec ses emportements de jalousie, son tempérament de « Prince phosphore », excité par crises, son inégalité d'humeur, sa recherche du maximum de passion et d'impressions ; on se rend compte de l'incompatibilité qui existait entre eux et devait faire naître des chocs violents, « résultant, d'après le docteur Michault, d'une anaphrodisie heurtant une névrose épileptiforme ». Pourtant, au retour de son dîner chez Buloz, Musset était enthousiasmé ; il s'était attendu à trouver une sorte de lutteuse puissante, prête à faire le coup de poing pour la défense de ses idées, et il s'était trouvé en présence d'une petite femme brune, au teint olivâtre, aux grands yeux noirs impénétrables et impressionnants. Le charme de la conversation de George Sand ne l'avait pas moins enthousiasmé; et, grisé de l'athmosphère dangereux qui semblait entourer cette femme, il s'était promis de l'aller visiter bientôt à son domicile. Pour bien se rendre compte de ce que fut leur liaison, il faudrait lire *Les Amants de Venise* et *Une Histoire d'amour*. On y trouverait dépeintes toutes les phases par lesquelles passèrent ces deux natures, si peu faites pour se concilier.

Ils s'étaient connus dans le courant de Mai. A la fin de Juin leur liaison était publique. George Sand jouait à « la maman avec qui l'on couche » et Musset, bon enfant, faisait le gentil garçon tout heureux des prémices de cet amour, et ne songeant pas à réagir contre cet état de chose qui devait l'enivrer jusqu'au jour où viendrait la première lassitude. Elle devait arriver bien vite: pendant le séjour qu'ils firent en Octobre, à Fontainebleau, dans une auberge au bord de la forêt; Musset forcé de changer ses habitudes, obligé de boire en cachette reprit son inégalité d'humeur, ce qui lui attira de nombreux discours de la part de sa maitresse. Musset prenait mal les reproches; par contre, les jours où il se sentait en veine de rire, il le faisait aux dépens de George Sand, la persiflant outre mesure, la caricaturant sous toutes ses formes, et lorsqu'il la représentait en amazone, n'oubliant jamais la grosse croupe de son amie. George Sand était horriblement froissée de ces procédés. « Bourrée de romantisme » elle considérait qu'elle avait fait à Musset un grand honneur en se donnant à lui; et « elle eût exigé en échange, qu'il restât toujours son amant passionné et reconnaissant ». Les deux amants se boudaient donc parfois des journées entières pour revenir ensuite l'un à l'autre dans un nouvel élan de passion amoureuse. Un autre jour Musset vexait sa maitresse pendant une promenade aux roches de Franchard, dans la forêt de Fontainebleau. Il lui racontait qu'autrefois il était venu déjà à cette même place avec une autre amie, et George Sand, qui voulait que devant elle s'éclipsât tout souvenir des amours antérieurs de son poète, se formalisait au point de refuser de chanter afin de réveiller l'écho célèbre que les rochers de l'endroit se renvoient tour à tour de si remarquable façon. Musset sentant que sa mauvaise disposition d'esprit lui avait fait commettre une faute de bon goût, mais trop orgueilleux pour en demander pardon, s'éloigna et descendit dans le fond d'un ravin. C'est là qu'il fut l'objet d'une hallucination effrayante. L'écho lui sembla chanter tout seul un refrain obscène ; et un homme qu'il reconnut être sa propre image s'offrit soudain à ses yeux. C'était bien lui-même, mais vieilli de vingt ans, ivre, hébété. Musset poussa un cri de terreur ; et George Sand accourue auprès de lui, fit son possible pour le calmer. Ils se mirent alors à se disputer, et lorsqu'au petit jour, ils rentrèrent chez eux ils étaient fort mécontents l'un de l'autre. Les crises de mélancolie reprirent de plus belle. Musset sentant déjà se calmer son amour pour George Sand, se désolait de ne pas avoir trouvé chez elle, la femme qu'il avait rêvée. Il souffrait de la désillusion qu'une si courte intimité avait suffi à faire naître. Et c'était pour lui une bien grande douleur, de songer que l'amour idéal, auquel il avait espéré consacrer sa vie, n'existait pas sur terre. Un malaise pesait donc sur le couple amoureux. Ni l'un ni l'autre n'avait trouvé chez son partenaire ce qu'il avait compté. Musset se sentait affaibli, de violentes crises de gastralgie le prenaient fréquemment et duraient plusieurs jours ; enfin des hallucinations plus fréquentes que jamais l'irritaient et l'inquiétaient. George Sand, elle aussi, se sentait mal à l'aise. Un besoin de fuir ces lieux les étreignait tous deux ; et ils se mirent à reparler d'un projet qu'ils avaient fait autrefois, celui de partir ensemble pour l'Italie. Après bien des démarches, après les supplications réitérées d'Alfred puis de George Sand auprès de Mme de Musset, celle-ci finit par autoriser son fils à exécuter ce voyage et le 12 décembre 1833, les deux amants se mettaient en route pour Venise.

A Gênes, George Sand prit la fièvre paludéenne et dut s'aliter à son arrivée à Venise. Sa fièvre torpide d'ailleurs lui donnait une espèce de lassitude qui n'était pas sans énerver Musset et celui-ci ne se lassait pas de répéter que c'est une chose fort ennuyeuse qu'une femme malade. George Sand choquée par la conduite de son amant s'aperçut bientôt de son penchant pour la boisson ; elle apprit la conduite de Musset, qui ne s'était pas fait faute de courir les tavernes de Venise et d'y courtiser les belles filles de Murano.

Tout tendait à l'éloigner maintenant de son poète ; elle ne l'aimait plus et se trouvait sur le point de rompre avec lui, quand ce dernier tomba malade. Il fut pris subitement d'une fièvre très violente accompagnée d'hallucinations et de terreurs. George Sand écrivit aussitôt au jeune Dr Pagello qui l'avait soignée déjà quelques temps avant pour une migraine, et l'appela en hâte auprès de Musset.

C'est, disait-elle dans sa lettre, un poète fort admiré en France, mais l'exaltation du travail de l'esprit, le vin, les fêtes, les femmes, le jeu, l'ont beaucoup fatigué, et ont excité ses nerfs ; il raisonne comme un enfant, pleure, se plaint d'un mal sans nom et sans cause, dit qu'il est sur le point de mourir ou de devenir fou. Bref, je ne sais si c'est le résultat de la fièvre, de la surexcitation des nerfs, ou d'un principe de folie.

Pagello arriva, examina le malade, ordonna de poser sur sa tête des compresses d'eau glacée et lui fit prendre une potion ainsi formulée :

Eau de cerise noire	1 once 2 gros.
Laudanum de Sydenham.	20 gouttes.
Eau distillée de laurier-cerise . .	15 —

La maladie dura dix-huit jours. Pendant tout ce temps le patient eut une fièvre intense, des délires, des hallucinations, des crises nerveuses violentes auxquelles succédait de la léthargie prolongée.

Par instant, dit Musset lui-même, la voix de mes garde-malade (George Sand et Pagello) résonnait dans ma tête avec un bruit insupportable. Je sentais des bouffées de froid monter du fond de mon lit, des vapeurs glacées comme il en sort d'une cave ou d'un tombeau, me pénétrer jusqu'à la moëlle des os ; je conçus la pensée d'appeler, mais je ne l'essayai même pas, tant il y avait loin du siège de ma pensée aux organes qui auraient pu l'exprimer.

Il fut soigné pendant toute la période aiguë de sa

maladie avec un dévouement sans bornes par George Sand et Pagello. George Sand, garde-malade très sûre, prête à tous les sacrifices, n'aimait malheureusement plus Musset : elle le soigna comme le meilleur des amis ; elle le trompa, par contre, avec la désinvolture qui lui était coutumière en pareille occasion. Prise sans doute d'une détresse des sens en face de Musset malade, elle fit les premières avances à Pagello lui-même.

Les détails de cette triste aventure sont racontés tout au long par Clouard et par Mariéton. George Sand brisa tour à tour tous les scrupules du docteur qui avait résisté longtemps, refusant de tromper la confiance de son client.

Musset fit alors des scènes terribles de jalousie. jeune femme se trouvant suffisamment excusée par ce fait qu'elle n'aimait plus Musset, n'hésita pas à se livrer devant lui à Pagello et à traiter son nouvel amant comme si l'autre n'eût pas existé à côté d'eux. Le résultat devait être pour le poète une jalousie sans bornes qui donna lieu à bien des crises, à bien des déchirements.

Pour excuser sa trahison, George Sand servit au malade une foule de bonnes raisons ; sut se donner le beau rôle et le malheureux, dominé, suggestionné, en vint à se croire vraiment coupable et responsable du changement survenu dans les sentiments de George Sand à son égard. La convalescence arriva ; le diagnostic du mal, discuté au chevet du malade par Pagello et un autre confrère, avait été posé et les deux médecins avaient conclu à une dothiénentérie.

Longtemps le diagnostic fut admis sans contestation, et le docteur Cabanes lui-même, dans son ouvrage intitulé : *Le Cabinet secret de l'histoire*, se rangeait encore, il y a quelques années, à l'avis des deux médecins vénitiens.

C'est le docteur Delpeuch qui, le premier, conclut à une fièvre palustre à forme pernicieuse. Tout d'abord la maladie a été de trop courte durée pour qu'on puisse admettre une typhoïde. Elle s'est caractérisée simplement par une fièvre continue et des délires, avec hallucinations, sans autre symptôme caractéristique. Or, dans ces régions, on voit chaque jour des fièvres paludéennes revêtir cette forme et entraîner souvent des erreurs de diagnostic. D'autre part, le paludisme est très répandu dans toute cette région de l'Italie ; à Venise même, il sévit à l'état endémique, constituant un grave danger pour les étrangers qui arrivent dans le pays.

Le manque des signes habituels de la typhoïde peut faire penser que la maladie de Musset fut un accès pernicieux de malaria. Une raison probante nous en est fournie par l'affection aortique dont le poète devait mourir vingt-cinq ans plus tard. On sait que le poison palustre occasionne très fréquemment et à longue distance des lésions de l'aorte à son origine, et précisément il est incontestable que Musset souffrit pendant les dix dernières années de sa vie d'une insuffisance aortique à laquelle il devait succomber en 1857. Voilà les trois raisons principales qui nous font pencher en faveur d'une fièvre paludéenne grave et rejeter l'idée d'une dothiénenterie.

Pendant sa convalescence, Musset s'échappa fréquemment, et sous prétexte de se promener en gondole reprit ses mauvaises habitudes. Il buvait outre mesure du vin de Chypre et rentrait à son hôtel malade, délirant, et en proie à toutes sortes d'hallucinations. Cette époque, pour Musset et George Sand, fut particulièrement pénible et douloureuse. Lui l'aimant toujours, et ne sachant comment la reconquérir ; un jour se montrant aimant et raisonnable, le lendemain jaloux et tyrannique, un autre jour enfin la persifflant amèrement et la vexant de ses railleries continuelles. Le cœur de George Sand ne battait plus pour le poète, elle lui gardait par contre une amitié sincère, elle veillait à ses moindres besoins évitant tout ce qui pouvait le contrarier. Mais, à côté de la véritable amie, se dressait chez elle la maîtresse infidèle qui, n'obéissant qu'à son instinct, n'avait pas cru, du jour où son amour avait cessé, devoir ménager son malheureux amant.

Cet état de chose durait depuis le début de la convalescence, et Musset se rendant compte de la réalité, persuadé qu'il était coupable et responsable de tout ce qui avait eu lieu se décida enfin à quitter Venise et à laisser George Sand et Pagello jouir seuls de leur bonheur. Jusqu'au dernier moment, George Sand traita le poète en bon camarade. Comme elle exprimait même des craintes pour les fatigues du voyage, Pagello fut obligé de lui affirmer que du côté de la poitrine, Musset n'avait aucune lésion qui puisse s'envenimer. Elle fit promettre au poète de la tenir au courant de son voyage et celui-ci s'en alla sans rancune, disant qu'il laissait à Venise deux grands amis et qu'il se réjouissait de les savoir heureux même aux dépens de son propre bonheur.

Musset rentra à Paris le 12 avril. Il était brisé. Il s'enferma dans sa chambre sentant un affreux vide se faire en lui. Malade encore, il éprouvait chaque soir un nouvel accès de fièvre qu'il cachait soigneusement pour ne pas inquiéter sa mère. Cependant, sa douleur devait se calmer peu à peu. Dès qu'il le put, il écrivit à George Sand de nouvelles lettres passionnées ; il en reçut d'elle qui trahissaient peut-être un reste d'amour. Elle le chargeait de s'occuper de ses affaires à Paris et l'autorisait à publier leur histoire. C'est ainsi qu'Alfred devait écrire *Les confessions d'un enfant du siècle* qui devaient paraître bientôt dans la *Revue des Deux-Mondes*.

Vers la même époque George Sand revint à Paris ramenant avec elle Pagello. Elle l'avait bien dressé celui-là, elle lui avait fait sa profession de foi amoureuse, elle l'avait mis sur ses gardes; elle lui avait dit :

> Je suis orgueilleuse et dure, mon cœur ne peut pas être miséricordieux ; je puis devenir de glace pour toi d'un jour à l'autre, prends garde. Je pardonnerais tout à mes amis, mais l'amour pour moi, c'est un culte. Quand j'ai dit que je n'aime plus, c'est fini.

Et cependant, Pagello bien prévenu ne sut retenir sa maîtresse. Une correspondance passionnée s'était rétablie entre elle et Musset. A leur première entrevue l'amour reprit tous ses droits et pour échapper au scandale, Musset dut partir pour Baden et George Sand pour Nohan, abandonnant Pagello tout seul à Paris. Musset revint après un mois de séparation et George Sand s'empressa de le rejoindre. Le roman recommença, taudis que Pagello, trahi à son tour, regagnait Venise.

La nouvelle vie des deux amants fut un enfer. Ils s'adoraient le matin et s'insultaient le soir. La sensation de l'irréparable était entre eux. C'étaient des ruptures de plusieurs semaines, suivies de réconciliations, durant lesquelles l'amour le plus passionné les unissait cependant encore. Alfred Tattet avait bien essayé de faire rompre définitivement les relations de son ami avec Georges Sand, il n'avait réussi qu'à se brouiller avec Musset.

Les deux amants de leur côté ne pouvaient plus se voir sans se quereller. Au mois de mars 1835, G. Sand dut partir pour Nohan. Une lassitude réciproque les avait envahis et Musset ne crut pas devoir la rappeler. En l'espace d'un mois ils devinrent tous deux indifférents et la rupture fut définitive. Ils devaient néanmoins rester bons amis jusqu'à la fin. Ils s'écrivirent de temps à autre et se revirent souvent. Mais leur amitié toute fraternelle ne laissa plus jamais place aux crises qui s'étaient produites pendant toute la longue période passionnelle.

A son retour à Paris Musset, avons-nous dit, se trouvait dans un état de dépression, qui inspirait de vives inquiétudes. Ses cheveux étaient tombés et de larges places chauves étaient dispersées sur son cuir chevelu. Ses jambes enflées le gênaient dans la marche. Il restait morne et taciturne; et prenait des crises de nerfs dès qu'il voulait raconter son aventure de Venise. La musique toutefois avait le don de le calmer. Il restait, malgré tout, ombrageux, irritable, et il berçait sa douleur avec un soin jaloux, comme si le souvenir de ses peines eût été la seule chose qui le rattachât encore à celle qu'il avait tant aimée.

Il revint peu à peu à la vie. Son ami Tattet lui avait donné quelques gravures ; entre autres une « sainte Cécile de Raphaël » qui le charmait, et peu à peu ranimait son goût pour les arts et pour l'étude. Il se remit aussi à boire et à s'amuser, mais malgré tout, il n'oubliait pas, il songeait à G. Sand, et il lui arrivait souvent d'abandonner brusquement ses amis au milieu d'une partie de plaisir pour aller s'enfermer dans sa chambre.

Sa maladie morale se transformait peu à peu en un état de douce tristesse qu'il devait garder toute sa vie. Tout lui semblait changé, et même ses anciens livres de chevet lui paraissaient totalement inconnus. Il leur trouvait un sens nouveau et les relisait pour refaire son instruction. Il commençait une vie nouvelle, ayant comme il le disait lui-même, cloué de ses propres mains dans la bière sa première jeunesse, sa paresse et sa vanité. Il revenait à la poésie, et en mai 1835, il publiait *la Nuit de mai*. C'est de cette année que datent ses plus belles œuvres. Elles nous donnent les reflets de son cœur, et nous montrent toutes les fluctuations par lesquelles il passait alors. Tantôt il se disait guéri, tantôt il sentait sa douleur renaître ; tantôt il s'élevait en imprécations contre celle qui l'avait tant fait souffrir.

Lui en voulait-il vraiment à cette femme ? Oui et non. Quand le souvenir revenait trop vivace, il retrouvait contre elle de nobles accents de colère, puis quand la tristesse succédait au cri de désespoir, il se calmait et sanglotait. Nous trouvons trace de ses sentiments dans ces quelques vers :

Porte ta vie ailleurs, ô toi qui fus ma vie,
Porte ailleurs ce trésor que j'avais pour tout bien.
Va chercher d'autres liens toi qui fus ma patrie.
Va fleurir au soleil ô ma belle chérie.
Fais naître un autre amour et souviens-toi du mien.
Laisse mon souvenir te suivre loin de France.
Qu'il parte sur ton cœur pauvre bouquet fané
Lorsque tu l'as cueilli j'ai connu l'espérance,
Je croyais au bonheur et toute ma souffrance
Est de l'avoir perdu sans te l'avoir donné.

Il s'attacha à un pauvre oiseau que lui a donné George Sand comme s'il eut gardé quelque chose d'elle, et, quand l'oiseau vint à mourir, il pleura de vraies larmes, comme si une nouvelle trahison venait de déchirer à nouveau son pauvre cœur désolé. Mais d'autres fois l'orgueil était le plus fort et il le laissait percer dans les paroles qu'il adressait un jour à Arsène Houssaye.

Oui, cette femme étrange, je l'ai aimée à Venise parce que ce pays donne toujours de l'amour aux poètes et aux artistes. Je ne lui trouvais ni beauté ni charme. Tout en jouant de la cravache en souvenir du maréchal de Saxe et de ses trente-six pères, elle n'avait dépouillé ni la bourgeoise ni la provinciale. On a dit qu'à Venise elle m'avait trahi. Pourquoi pas ? Je l'avais trahie moi même, avec une coureuse de l'Adriatique. Nous n'étions pas mariés, nous n'avons pas bâti de lendemain ; on s'imagine que je pleure, elle même en est convaincue; elle en rabattrait joliment si elle savait la vérité.

Peut-être ce jour-là Musset avait-il fait une ample provision de consolation dans les bras de quelque belle jeune femme, comme il se plaisait malgré tout à en fréquenter ; peut-être aussi, ce jour-là, avait-il senti qu'il était jeune encore, que l'expérience lui avait servi, et que, maintenant, capable d'aimer comme un homme, il ne serait plus traité comme un enfant.

Malheureusement de tous les moyens de consolation qui l'entouraient, c'était la boisson qu'il préférait. Son unique plaisir alors était de se dénaturer. Il buvait, pendant les parties joyeuses qu'il avait reprises avec ses amis ; et le champagne coulait à flots. Il buvait en malade mais il buvait aussi pour s'exciter au travail, s'isoler du monde extérieur et se mettre dans un état d'abstraction spéciale sur lequel nous reviendrons quand nous parlerons plus loin de son alcoolisme. Il ne travaillait plus, alors, sans s'exciter par un moyen quelconque et Eugène de Mirecourt dit qu'il se faisait envoyer des modèles féminins et de l'absinthe, quand il voulait écrire.

Musset devait avoir encore bien des réveils dans sa vie, bien souvent encore il devait aimer ; mais son aventure avec George Sand lui avait porté un coup terrible, il devait en garder un éternel dégoût, un manque de foi absolu dans ses anciennes croyances, et dans l'amour. Avec les femmes, qu'il devait fréquenter dans la suite il devait conserver toujours cette sorte de défiance et cette jalousie que le souvenir de ses souffrances passées contribuait à entretenir chez lui.

Nous ne rappellerons pas toutes les aventures amoureuses auxquelles fut mêlé le poète pendant la période qui suivit son histoire avec George Sand. Livré à la débauche il règla mal sa vie, se laissant aller, et ne résistant à aucun des entrainements de son imagination et de sa nature. Débauché par moment, dégoûté aussitôt de la débauche, il s'amusait de sa souffrance, la caressait et la conservait toujours aussi vivace.

En 1836, son amour pour la Malibran faillit le détourner de son genre de vie. Cette grande artiste mourut prématurément : et Musset, qui n'avait jamais été son amant, pleura de vraies larmes sur sa tombe. Bientôt Rachel devint sa maitresse ; elle chercha à l'entraîner vers le théâtre, mais n'y réussit que médiocrement. Puis ce fut au tour de la princesse Belgiojoso de lui inspirer une passion violente. Mais cette femme, qui « exigeait toutes les adorations sans s'animer jamais » affola le poète de ses provocations hardies, le tint en haleine d'une façon constante, mais refusa la moindre faveur. Un jour, qu'il la poursuivait dans le parc de Versailles pour lui prendre un baiser, il tomba si malheureusement qu'il se fit une entorse et resta l'hôte forcé de la princesse pendant plusieurs jours. Pendant ce temps, sa jalousie fut tellement mise à l'épreuve que Musset quitta la maison à peine guéri, bien décidé à n'y revenir jamais.

Toutes ses peines nous ont été racontées par

Mme Jaubert, sa *marraine* et sa confidente. Il la tenait au courant de toutes ses impressions, et il en est resté une correspondance volumineuse et bien instructive. Toute cette période de sa vie nous est en effet parfaitement connue. Une foule d'écrivains nous l'ont racontée ; et nous croyons inutile de l'exposer en détail. Nous devons noter les nombreuses poésies qui parurent à cette époque, la fonction de bibliothécaire au ministère de l'intérieur, obtenue par lui en 1838, et nous devons parler aussi de ces beaux projets conçus la même année, alors qu'il espérait voir son ami de collège, le duc d'Orléans, monter bientôt sur le trône et rétablir le triomphe des lettres et des arts. Pauline Garcia et Rachel lui semblaient alors toutes prêtes à faire briller d'un vif éclat la nouvelle cour en interprétant dignement toutes les œuvres de génie qui ne manqueraient pas de paraître bientôt.

En 1841, Musset fut atteint d'une fluxion de poitrine. D'après une lettre de lui, écrite à cette époque, il semble qu'il se soit agi d'une pleurésie, puisqu'il fait allusion au bistouri qui aurait servi à le ponctionner ; nous y lisons :

Je viens d'avoir une fluxion de poitrine. Je profite de l'occasion pour vous donner de mes nouvelles. Quand je dis fluxion de poitrine, c'est pleurésie que je devrais dire, mais le nom ne fait rien à la chose. Je n'ai que faire de vous dire que pendant ce temps-là, je suais comme un troupeau de taureaux et que je nageais agréablement dans mon lit comme un morceau de sucre dans un verre d'eau. On m'a éventré, torturé, déchiqueté, bistourisé et guéri ; moyennant quoi, je bois du lolo... Surtout, ne me faite pas la morale, je vous en adjure au nom de l'amitié et de tous les lavements que j'ai pris.

De cela que conclure. C'est que le traitement avait été purement médical, sauf la petite ponction à laquelle il fait allusion. Son frère est encore bien moins explicite. Il semble, d'ailleurs, que les gens de cette époque, considéraient les médecins comme des ignorants, et Paul de Musset ne se prive pas de nous dire à ce sujet : « Alfred serait mort s'il avait suivi les prescriptions de la Faculté. » Nous trouvons le même état d'esprit dans le livre d'A. Colin, qui considère le traitement de bonne femme qu'elle a fait suivre à son malade, comme bien supérieur à celui qu'avait prescrit les médecins..... La maladie avait commencé par de la fièvre et du délire. Voilà ce que nous en dit Paul de Musset : le poète ne dormit pas pendant dix jours. Très irascible, la douceur angélique de sœur Marceline pervenait seule à le calmer, et peu à peu, dominé, captivé par elle, il devait lui vouer un véritable culte qui ressemblait presqu'à de l'amour.

Pendant toute la période aigüe, sa marraine et la princesse Belgiojoso vinrent fréquemment le visiter et ce malade indocile acceptait de leurs mains les remèdes qu'il rejetait d'ordinaire avec horreur.

Lorsqu'enfin survint la convalescence, il eut de nombreuses hallucinations dont il se rendit, d'ailleurs, parfaitement compte et dont il ne s'affligea pas outre mesure. Il vit un jour sur sa table de travail se dresser quatre petits génies ; ceux-ci enlevèrent tous les livres et papiers qui se trouvaient là, et apportèrent les fioles de médicaments dans l'ordre où ils étaient venus de chez le pharmacien. Dans cette armée de fioles, se trouvait une bouteille de champagne, que les petits génies se hâtèrent de remplacer par une carafe pleine d'eau. Les fioles faisaient la haie sur le parcours de la carafe, qui vint s'installer triomphalement sur la cheminée. Après cela, les génies enlevèrent les restes de la cérémonie et remirent tout en place. Ils replacèrent les livres sur la table. Un petit génie sema sur eux un peu de poussière et Musset fut persuadé qu'il était guéri. Quand il apprit au médecin ce qu'il avait vu, celui-ci répondit :

Vous avez eu une vraie fluxion de poitrine de poète ; vous ne serez jamais malade ou bien portant comme tout le monde. Tachez, cependant de profiter des avis que vous vous donnez vous-même. Ce n'est pas assez de l'apothéose de la carafe, il faut encore vous souvenir que la nature a fait le jour pour veiller et la nuit pour dormir.

Pendant sa maladie, Musset avait été soigné par sœur Marceline. Le dévouement de cette jeune religieuse, qui lui raconta les chagrins qui l'avaient poussée à prendre le voile, et lui montra comment elle avait tout oublié dans la pratique et le devoir ; ses exhortations, ses leçons, ses conseils enfin, produisirent un effet considérable sur l'esprit du poète. Ouvert à toutes les impressions, il revint aux sentiments religieux perdus depuis bien longtemps ; et c'est à cette époque qu'il écrivit : *L'espoir en Dieu*.

Il aimait sœur Marceline d'une façon extra-matérielle, et il se fâchait quand sa marraine lui demandait des nouvelles de son « histoire sainte », surnom qu'elle donnait volontiers à la pauvre sœur.

Musset avait alors trente et un ans, et bien que

jeune encore, il jetait de tristes regards sur le passé. Non seulement il souffrait de ses propres désillusions, mais encore de cette sorte d'indifférence dont l'entourait le public. On se moquait de sa douleur; on refusait d'y croire. Se sentant incompris, il éprouvait des moments de découragement pendant lesquels

il fallait, dit son frère, abonder dans le même sens que lui, pousser les choses aussi loin que possible. Après quoi, un mot suffisait pour ramener une réaction dans son esprit.

Mais il sentait qu'on l'abandonnait et que le désert s'étendait autour de lui. Il sentait son cœur battre encore, prêt à de nobles envolées, mais son inspiration se mourait; son génie était en partie détruit; il avait trop demandé aux choses, trop joui de la vie. Il n'avait pas laissé dans son jardin les quelques fleurs capables d'égayer la fin de sa promenade dans la vie; il se retrouvait seul en face de lui-même; les cordes de sa lyre se détendaient tour à tour.

Il eut pourtant encore quelques réveils inspirés : *Le Souvenir* et le *Rhin allemand* datent de 1841. De temps à autre, mais à des intervalles de plus en plus grands, sa Muse revint le visiter, mais elle devait bientôt s'envoler et le quitter pour jamais. La décadence commençait. La santé du poëte s'ébranlait. Le passé, qui opprimait sa pensée, lui était un objet de continuelles souffrances.

De nouvelles aventures, toujours semblables, où il ne trouvait pas la satisfaction de son idéal; son éternelle jalousie, son doute permanent, son retour continuel aux souvenirs anciens qui lui faisaient prendre pour maîtresse une femme de bas étage, parce que les traits de cette femme lui rappelaient ceux de George Sand ; ses séances prolongées dans les cafés, où il fumait, buvait et jouait aux échecs jusqu'à une heure très avancée de la nuit, voilà ce qui abrégeait et empoisonnait lentement sa vie.

La maladie, si bien soignée par sœur Marceline, lui avait laissé une fâcheuse disposition aux affections de poitrine. Versé dans la garde nationale à cheval avec son ami Tattet (qui devait être plus tard révoqué par Rambuteau pour avoir couché avec la maîtresse du ministre), il fit de nombreuses imprudences et prit de fréquentes bronchites. Il fut soigné par des saignées, contre lesquelles Paul de Musset s'élève avec véhémence ; mais, chose bien plus grave, à cette époque commencèrent à se manifester chez lui des symptômes de l'insuffisance aortique qui devait le conduire au tombeau. Un jour, on s'aperçut qu'à chaque battement du pouls il éprouvait un petit hochement de tête involontaire, et quand ses parents étonnés lui demandèrent ce qu'il avait, il répondit : « Je ne croyais pas que ce fût visible, mais je vais vous rassurer. » S'étant alors pressé la nuque au niveau des artères occipitales, il fit cesser les hochements. « Vous voyez bien, dit-il, que cette épouvantable maladie se guérit par des moyens simples et peu coûteux. » Ses parents se rassurèrent, et pourtant c'était là un symptôme capital de l'insuffisance aortique qui s'était déclarée chez lui, sans doute, au cours de sa pleurésie de l'année précédente. Son paludisme ancien avait bien pu, en effet, se réveiller au cours de sa pleurésie de 1840 et se fixer sur les valvules aortiques en provoquant l'affection à laquelle le poète devait succomber quinze ans plus tard.

D'autres chagrins vinrent le frapper : la mort du duc d'Orléans lui causa des regrets violents qui ne firent qu'exaspérer sa sensibilité. Il en était venu à un tel état d'émotivité morbide, que pour un rien, un mot, une mélodie, il se mettait à pleurer ; tous ses rêves s'étaient envolés avec la mort du duc d'Orléans. La future cour à laquelle il avait tant rêvé, ne devait jamais exister : Rachel, Pauline Garcia étaient en partie oubliées, tout semblait l'abandonner, même son frère qui partait pour l'Italie.

Rien de bien saillant dans l'année qui suivit. Quelques jours de prison comme garde national, une poésie sur la mort du duc d'Orléans, et une nouvelle pleurésie prise à la suite d'un refroidissement. Il fut encore soigné par des saignées, ce qui allongea considérablement la convalescence. Après cela Alfred de Musset se retira de plus en plus à l'écart. Assez mal noté d'ailleurs à cause de ses excès qui scandalisaient les bien pensants, il se refusa désormais à écrire et pour couper court à toutes sortes de calomnies, il décida de se tenir désormais sous la tente.

En 1845, il fut nommé chevalier de la Légion d'honneur, et fit un voyage dans les Vosges chez son oncle, M. Desherbiers, sous-préfet de Mirecourt. Bien accueilli par tous, il faillit se marier avec la fille du préfet d'Epinal ; mais comme on exigeait de lui le serment de ne plus boire, il n'osa pas le faire et la chose en resta là..... Il profita de son séjour dans les Vosges pour prendre une saison à Plombières. Nous ne savons par qui elle lui avait été ordonnée, ni pour quel motif. Peut-être les douleurs d'estomac dont souffrait fréquemment le poète avaient-elles indiqué ce traitement, car on envoyait déjà à Plombières les malades atteints d'affections gastro-intestinales lorsque les phénomènes douloureux prédominaient.

Nous sommes arrivés en 1847. Un grand vide se produit dans la famille : la sœur du poète se marie et part pour l'Anjou. Pour lui, il trouve une consolation pendant quelque temps dans son admiration pour Rose Chéri, mais bientôt sa famille est complètement dissoute par le départ de Mme de Musset mère qui quitte Paris et va s'installer chez sa fille. C'était un gros coup pour le poète, une compensation survint pourtant bientôt : Mme Allan, revenant de Russie, obtint dans le *Caprice*, joué à la Comédie française, un fort beau succès. Cela suffit pour remettre le poète en vogue, mais n'empêcha pas Ledru-Rollin à la révolution de 1848, de lui retirer sa place de bibliothécaire au ministère de l'Intérieur.

On a accusé George Sand, soudain éprise de socialisme, d'avoir causé cette révocation, mais nous ne pensons pas qu'il faille y ajouter foi. Cette révocation produisit une levée de boucliers en faveur de Musset ; le gouvernement chercha des faux fuyants mais ne revint pas sur sa décision et l'Académie alors croyant bien faire essaya de dédommager le poète en lui attribuant son prix d'encouragement aux jeunes écrivains : Musset, choqué de se voir ainsi traité en écolier par la docte société, distribua la somme qui lui fut remise comme prix, aux victimes de 1848.

De pareilles injustices méritaient une réparation. Quelques années plus tard, le 12 février 1852, le poète était reçu à l'Académie française, et le 18 mars 1853 il était nommé bibliothécaire au ministère de l'Instruction publique.

On jouait alors chaque jour avec un succès croissant, les comédies qu'il avait publiées dans la *Revue des Deux-Mondes* de 1835 à 1845.

Mme Allan, qui avait révélé aux Parisiens les beautés de son théâtre était devenue sa maitresse ; les deux amants étaient allés cacher leur bonheur à Ville-d'Avray. Il y eut d'abord bien des tiraillements : Mme Allan voulait s'attacher Musset afin de le forcer à écrire, mais dès quelle le contrariait, il se mettait à boire, et l'artiste, pour le retenir, devait passer par tous ses caprices. Cette idyle fut, comme toutes les autres marquée de scènes de jalousie terribles, à la suite desquelles le poète partait, parfois pour plusieurs jours.

Mme de Musset, en quittant Paris, avait laissé auprès de son fils en qualité de gouvernante, une femme d'un rare dévouement qui le soigna jusqu'à sa mort en 1857. Cette femme bien connue aujourd'hui par les mémoires qu'elle a écrits s'appelait de son nom de jeune fille, Adèle Colin. C'est elle qui servit d'intermédiaire entre Mme Allan et Musset, pendant tout le temps que dura leur liaison. Elle soignait ce dernier quand il était malade et courait le chercher dès qu'il s'enfuyait. Mme Allan de son côté le traitait comme un pauvre enfant malade.

Il y a en lui, deux hommes disait-elle, l'un que j'adorerais s'il était toujours le même, l'autre que je n'aime guère ; il a encore des idées en tête, et de bonnes et jolies, il a encore de l'enthousiasme et de l'émotion.

Quand elle cherchait à rompre, c'étaient des crises, des délires, des hallucinations, et Mme Allan disait :

Je le fuis lorsqu'il me rend malheureuse, mais je ne puis m'empêcher de lui revenir quand je le vois triste et malheureux.

La nature tourmentée de Musset ne pouvait s'accomoder du simple bonheur que donne une affection sincère et il était des jours où il ne ménageait en aucune façon la sensibilité de sa maîtresse, la pourchassant de ses sarcasmes pour s'en repentir d'ailleurs amèrement ensuite. Leur amour dura jusqu'en 1851 et se termina sans secousse. C'avait été là le dernier grand amour de Musset, « son dernier caprice » comme dit Léon Séché.

En 1851, il projetait d'autres œuvres telles qu'une pièce pour Rachel mais il ne la termina jamais. C'est vers cette époque, que, s'étant coupé l'artère collatérale du pouce il se refusa à la ligature de la radiale, infecta sa plaie et fut longtemps impotent de la main droite. Il eut en même temps un chalazion qu'il fit disparaitre par une trituration prolongée.

Nous en avons terminé avec l'histoire de la vie psychique d'Alfred de Musset. Un dernier enthousiasme avec Mlle Ristori (1854), une grande amitié pour Augustine Brohan, amitié qui valait, disait-il bien des amours et ce fut tout..... Le reste de sa vie fut une pénible épreuve. Sa muse s'était envolée, son esprit épuisé; et le Musset d'alors « faisait grand tort au Musset d'autrefois ». C'était la décadence morale en même temps que la décadence physique. Il était une ruine vivante dont on pouvait dire avec Henri Heine: « C'est un jeune homme qui a un bien beau passé ». Dès 1847 il souffrait déjà de cette maladie à forme bizarre dont les symptômes étaient dùs à son alcoolisme chronique, agissant sur uu terrain dégénéré et à son aortite qui se traduisait par des signes douloureux d'angine de poitrine et des crises d'asystolie. Dans son ouvrage *Dix ans chez Alfred de Musset* Adèle Colin nous a donné d'amples détails sur ce que fut cette dernière période de la vie du poète. Elle nous raconte ce qu'il éprouvait et comment elle le soignait.

Ce n'était pas chose aisée, dit-elle, de ménager ce nerveux, de capter sa confiance et d'endormir le mal physique et moral dont il souffrait.

La première fois qu'elle fut appelée à le soigner, Alfred de Musset était atteint de confusion mentale avec convulsions, le tout occasionné par le surmenage et l'inanition à laquelle son médecin l'avait condamné. Adèle Colin le soigna à l'aide de sinapismes aux jambes, et améliora son état. Elle le traita dès lors à sa façon et elle nous dit elle-même :

Lorsque j'arrivai chez le poète, je dus changer du tout au tout la façon de le soigner. Avant moi on pratiquait de larges saignées, on lui donnait de l'extrait thébaïque en quantité telle qu'il n'arrivait plus à provoquer le sommeil.

Et s'inspirant des théories de Raspail elle interdit les saignées à son malade. Le traitement réussit d'ailleurs, et Musset trouvant chez lui sa vie matérielle assurée, se sentant à l'aise en compagnie de sa fidèle gouvernante et de son chien Marzo se plaisait au milieu de ses meubles tant aimés, dans son intérieur désordre et bohème où les masques en plâtre, les statuettes traînaient dans tous les coins.

Mais les crises revenaient avec fièvre et hallucinations ; les douleurs le reprenaient dans le côté gauche et même, en 1856 il eut une diarrhée rebelle avec œdème des jambes et hémorragies.

Pendant ces crises il ne pouvait rester couché, tellement les palpitations le gênaient et le faisaient souffrir. Il était très changé, sa voix était traînante et pâteuse. Son visage était blanc de cire, zébré de marbrures violettes dues à ses habitudes alcooliques ; car malgré Adèle Colin qui le rationnait à la maison, il continuait à boire et devait continuer jusqu'à la fin..... Et le jour où le peintre Landelle fut chargé de faire son portrait, ce qui le frappa le plus, c'est que le poète ne pouvait poser longtemps sans boire un cordial destiné disait-il à occuper son estomac qui le faisait souffrir..... Cependant il avait parfois des réveils de verve et de gaité et le peintre Landelle se souvient par exemple du jour où le poète expliquait dans son atelier sa façon de comprendre les bruits de la nature, et où avec ce beau geste de dandy d'autrefois il entrait au divan Lepelletier en s'écriant :

Celui qui n'a pas une belle épée, un bon cheval, et une belle maîtresse; celui-là n'est qu'un paletoquet.

Mais le plus souvent, alors il était triste, irrascible, violent même à ses heures, et ses accès de colère ne se terminaient que par une crise de larmes. Susceptible à l'excès, il en venait parfois à se brouiller avec ses meilleurs amis; mais ses brouilles ne duraient jamais bien longtemps. Il prenait un caractère bizarre et fantasque, interéssé même, par moments, lui qui comptait si peu d'ordinaire : restant par exemple un jour de plus au Hâvre pour retrouver un mouchoir qui manquait à son inventaire.

Ses souffrances physiques le rendaient maussade; il ne fréquentait plus guère que le salon de Mme de Castries, sa confidente. Une surdité accentuée résultat sans doute de l'action combiné de son paludisme ancien et de son alcoolisme, attristait ses derniers moments. Des hallucinations auditives lui faisaient entendre des airs de piano, qu'il croyait joués par une voisine morte depuis six mois. Des hallucinations visuelles le tourmentaient également. Une nuit c'était un croquemort qui venait le chercher; une autre fois c'était un chef de brigands..... Des palpitations douloureuses, avec accès de fièvre, le faisaient beaucoup souffrir. « Son cœur était trop gros, disait-il pour la place qu'il occupait dans sa poitrine ». La moindre contrariété lui ramenait de nouveaux accès qui le forçaient à rester assis dans un fauteuil, pendant des nuits entières. Délaissé en partie par sa mère, qui lui reprochait secrètement ses excès; partagé entre la crainte de devenir fou, et l'horreur de sentir sa fin prochaine; il achevait ainsi sa vie douloureuse. Et quand il s'enhardissait à penser courageusement à la mort, il mettait une coquetterie spéciale à reposer dans son cercueil, avec les objets qui lui rappelaient les souvenirs d'autrefois, il faisait ses recommandations, et il répétait souvent :

> Mes chers amis, quand je mourrai,
> Plantez un saule au cimetière.

Dans les derniers temps de sa vie, il était devenu très maniaque. Il voulait toujours être conduit par le même cocher, coiffé par le même perruquier ; et il refusait de louer son appartement à bail, prétextant qu'il pouvait mourir d'un jour à l'autre. Les souffrances étaient devenues très vives dans la région cardiaque, et de fréquentes syncopes alternaient avec des douleurs intolérables. Trois médecins, appelés, avaient ordonné un bain de gélatine et de la digitale. Musset n'avait pris que le bain : il ne se couchait plus et passait ses nuits dans son fauteuil. La veille de sa mort, 1er Mai 1857, il eut une dernière syncope, puis le calme revint. Aux questions de sa gouvernante, il répondit en écrivant sur un papier ces simples mots : « je ne sais pas », puis il s'endormit. Adèle Colin épuisée par les veilles, s'endormit aussi. A 3 heures du matin, la garde-malade vint la réveiller, elle arriva à temps pour recevoir le dernier soupir de son malade.

On obéit pour les obsèques, aux volontés du poète. A son enterrement, il y eut peu de monde. C'est à peine si les journaux firent allusion à sa mort.... Il avait disparu au milieu d'un oubli presque général. Mais comme à tous les grands génies, la gloire devait venir après la mort. Son théâtre, connu de tous, devait faire les délices de Paris tout entier. Et, aujourd'hui, on va en pélerinage au Père-Lachaise; on va visiter sa tombe, et l'on réalise ainsi le plus cher de ses vœux, on ne le laisse pas seul, alors que dans la mort il craignait surtout la solitude et l'oubli éternel. On a planté un saule sur sa tombe, et ceux qui la visitent peuvent lire et méditer ces vers gravés dans le marbre :

Rappelle-toi, quand sous la froide terre,
Mon cœur brisé pour toujours dormira,
Quand dans la nuit une fleur solitaire
Sur mon tombeau doucement s'ouvrira,
Je ne te verrai plus, mais mon âme immortelle
Reviendra près de toi comme une sœur fidèle;

Ecoute dans la nuit
Une voix qui gémit,
Rappelle-toi.

Telle fut la vie d'Alfred de Musset. Le diagnostic du mal auquel il succomba avait été posé par le Dr Morel Lavallée c'était celui : d'altération des valvules aortiques. Il en souffrait depuis longtemps, et le Professeur Rostan avait même été surpris du degré avancé où il était parvenu, sans avoir de plus grands symptômes. Le battement de la tête, qu'il éprouvait depuis dix ans, était un des signes de son insuffisance aortique. Il s'est appelé d'ailleurs depuis cette époque « le signe de Musset ».

Portrait.

Nous ne pouvons terminer la biographie d'Alfred de Musset sans donner son portrait physique et un aperçu de ses diverses fonctions organiques ; ne fût-ce que pour satisfaire ceux qui voudraient chercher chez lui les rapports entre le physique et le moral. Il n'existe que trois tableaux authentiques de poète. Le premier date de 1814 ; Musset avait trois ans, on l'y voit dans l'eau jusqu'à la cheville tenant une longue épée pour se défendre contre les grenouilles. L'expression de l'enfant est ingénue mais elle ne nous permet pas d'en déduire quoi que ce soit. Au collège Henri IV, Alfred de Musset avec « ses longues boucles blondes, sa figure fine, ses traits délicats, son teint transparent, sa carnation de miss anglaise » ressemblait à une petite fille, au point que ses camarades l'appelaient par dérision « Mademoiselle ». A l'âge d'environ vingt ans, il fit faire son portrait par Deveria. Il était habillé en page de la Renaissance et avec sa figure ovale, son nez allongé, ses yeux bleus, sa taille mince, il représente le type des pages de l'époque des Médicis. Musset s'est lui-même caricaturé, avec une taille de guêpe serrée dans sa redingote boutonnée, avec une tête piriforme de chaque côté de laquelle se relèvent les boucles d'une luxuriante chevelure. Enfin Eugène Lami nous en a laissé un dessin au crayon noir en 1841. Il nous représente son profil gauche « Sa tête est découverte, il porte un frac à collet de velours, un pantalon rayé et un col entonnoir à la mode du temps. Son visage est dans une ligne rigoureusement horizontale. Son bras gauche est passé derrière le dos, le droit tendu appuyé à la cuisse, les bords du chapeau renversés. » C'est ainsi qu'on l'avait vu en 1835, courant les salons avec un gilet de velours grenat à revers, orné d'une curieuse broderie à liserons et feuilles en soie mauve. Enfin Landelle en 1854, fit son portrait au pastel. C'est le plus ressemblant, bien que de l'avis même du peintre il ait légèrement flatté son modèle, déjà ravagé par la maladie. Il avait, ainsi, atténué la lèvre inférieure qui tombait empâtée, alourdie ; et lui avait rendu ce regain de jeunesse idéale qu'il convenait de donner à un tableau destiné à montrer aux générations futures le portrait du grand poète. D'après ceux qui l'ont connu, on peut dire que Musset était un homme grand et mince, à la démarche un peu dégingandée et présentant, dit M. Lefebure une particularité vulgairement regardée comme inquiétante ; celle d'être double en quelque sorte.

Il paraissait blond au premier abord mais il était aussi brun ; les deux nuances se mêlant dans sa chevelure.

Ses yeux bleus lorsqu'il était jeune, devinrent presque noirs par la suite.

Le regard était ferme et clair, les narines dilatées indiquaient une certaine excitation génitale. Les lèvres vermillonnées et entr'ouvertes étaient un peu massives, et la lèvre inférieure tombant légèrement, donnait, avec le nez droit à arête vive, à sa figure anguleuse et longue, un aspect un peu chevalin, qui indiquait le manque de volonté; et le caractère moutonnier qui le caractérisait habituellement.

Il avait de plus, à la place des sourcils, un cercle sanguin du plus bizarre effet. Sa physionomie, tout entière, dénotait l'indécision, et, dès l'âge de trente ans, un pli douloureux et mélancolique se peignait sur son visage pâle et taciturne. La peau avait la couleur des blonds, le crâne était piriforme, assez volumineux, la face anguleuse.

Pour ce qui concerne le fonctionnement des organes, nous savons que sa respiration était calme et ses digestions toujours excellentes. Son sommeil ne perdit son caractère paisible que lorsqu'il eut atteint un degré avancé d'alcoolisme chronique. Son tempérament était celui d'un nerveux, réagissant violemment aux impressions. Sans grande apparence de force, il était vigoureux et supportait très bien les fatigues. Il aimait d'ailleurs tous les sports et faisait principalement de l'équitation avec son ami Tattet et de la natation avec le prince Belgiojoso.

Sensibilité.

La plus grande dose de vie, a dit Flourens, appartient à celui qui sent le plus vivement.

Sensations purement physiques que donnent à l'homme les diverses impressions produites sur son système nerveux ; sentiments nés de l'exercice des diverses facultés de l'âme, sollicitée vers des fins déterminées, Musset eût, à n'en pas douter, et à un extrême degré de perfection, ces deux modes de l'activité psychique.

Le grand poète est mort. Nous ne pouvons donc l'étudier que d'après ce qu'on a dit de lui, et d'après ce qu'il a dit lui-même. Musset semble surtout avoir eu des sensations exagérées par suite d'une susceptibilité spéciale, d'une impressionnabilité particulière de son système nerveux délicat. Mais, bien souvent aussi, ses sensations furent déformées, rendues anormales même, par un état maladif et névropathique particulier qu'exagérait encore l'abus de produits toxiques, tels que l'alcool, l'opium et le tabac.

De bonne heure il eut des visions, mais nous reviendrons sur ces questions et sur ses hallucinations, quand nous traiterons, dans un chapitre spécial : De son alcoolisme et de ses états pathologiques. Pour le moment, nous nous contenterons de passer en revue ses organes des sens afin d'en venir ensuite à une étude détaillée de ses sentiments, de ses inclinations et de ses passions.

L'odorat, le goût, le toucher, ne semblent pas avoir atteint chez lui, un degré de perfection supérieure. Rarement il parle des parfums, ou des odeurs en général. Dans ses boissons, il ne cherche jamais un plaisir gustatif quelconque. La vue et l'ouïe étaient par contre, extrêmement développées chez lui. Il voyait devant lui les objets dont il évoquait le souvenir, et, fréquemment, était l'objet d'hallucinations visuelles. Son ouïe présentait une particularité fort rare dont personne ne parlait alors; il avait l'audition colorée, et avait été fort vexé, un jour, d'être obligé de soutenir dans un dîner de famille, que le *fa* était jaune, le *sol* rouge, une voix de *soprano* blonde, une voix de *contralto* brune. Il discernait des intonations, des intentions, un sens, une voix même, aux divers bruits de la nature : dans la cloche des couvents, dans le vent qui soufflait, dans le murmure des ruisseaux; et, sur le tard, devenu presque complètement sourd, il croyait entendre quelque divine musique jouée par sa jeune voisine alors morte depuis six mois.

Sens vital. — Ce qu'il y a de plus curieux chez lui, c'est la netteté avec laquelle il s'est analysé, disséqué en quelque sorte, afin de saisir sur le vif les phénomènes intimes de sa psychologie. L'auteur et le spectateur furent toujours dissociés, chez lui, d'une façon parfaite. Il se regarda souffrir, et décrivit ses souffrances. Il suivit avec curiosité les phénomènes bizarres dont il fut l'objet toute sa vie ; et c'est grâce aux descriptions trouvées dans son œuvre que nous pouvons conclure qu'il avait un sens vital développé d'une façon remarquable, et se sentait vivre, aimer et souffrir, avec une violence dont il ne nous est pas permis de douter.

Pour l'étude des *instincts et penchants*, nous diviserons notre sujet en trois sous-chapitres, conformément au plan habituel de la rédaction d'une observation médico-légale, et nous étudierons successivement : les inclinations personnelles, les inclinations sympathiques, les inclinations altruistes.

INCLINATIONS PERSONNELLES

Parmi les inclinations de cette nature, la plus inférieure, parce que nous la trouvons comme condition essentielle de la vie, aussi bien chez l'animal que chez l'homme, c'est l'instinct de conservation. Très développé chez Musset, il lui fit traverser les chagrins de la vie sans qu'il semble avoir jamais songé bien sérieusement à en finir avec l'existence ; et c'est une chose remarquable, que ce nerveux, cet impulsif qui allait d'un excès à l'autre, prompt au désespoir le plus violent, ait résisté comme il l'a fait aux idées de destruction de soi, qui devaient, malgré tout, de temps à autre, obséder ses pensées. — Sans aucun doute, il y songea. Dans son œuvre, reflet constant de sa propre personne, plusieurs de ses héros se suicident. Rolla désabusé de tout, désillusionné à vingt ans, s'offre une suprême illusion en venant mourir dans les bras d'une femme. A cette époque de romantisme à outrance, il est probable que Musset n'avait pas manqué, lui non plus, de désirer comme le souverain bonheur, un moment d'amour infini, aussitôt suivi d'une mort brusque et instantanée.

C'est bien là le suprême bonheur que s'offrit Rolla avant de mourir. Don Paez se suicide dans des conditions à peu près identiques, dans les bras de sa maîtresse qui l'a trompé, et repentante le suit elle-même dans la tombe. C'est aussi l'histoire de la pauvre Bernerette, qui ne peut survivre à l'abandon de son Frécéric.

Mais si dans toutes ces pièces, et dans quelques autres encore, Musset nous fait comprendre qu'il a bien pu penser au suicide, il a analysé dans les *Confessions d'un enfant du siècle*, cette réaction de l'être vivant, en face de l'idée de mort volontaire, réaction qui est due à la puissance de l'instinct de conservation.

Je promenais, dit-il, mes regards désolés sur les murs de la chambre; je les arrêtai naturellement sur l'angle où étaient suspendus mes pistolets... Lors même que la pensée souffrante s'avance, pour ainsi dire, les bras tendus vers l'anéantissement.., Il semble que dans l'action physique de décrocher une arme, de l'apprêter... Il semble qu'il y a une horreur matérielle indépendante de la volonté.

L'analyse est typique, elle mesure les liens qui rattachaient le poète à la vie, et si une autre fois ne pouvant tenir une promesse qu'il avait faite, il alla chercher dans la chambre de son frère les pistolets que celui-ci avait pris la précaution de rendre inoffensifs, il est probable, tout de même, qu'il ne tenait pas énormément à mourir; car les moyens de suicide ne manquent pas, et il ne mettait, sans doute, pas une coquetterie spéciale à vouloir mourir d'un coup de pistolet.

L'instinct de conservation était donc puissant chez Alfred de Musset. Puissant, mais perverti, devons-nous ajouter, car la façon dont il buvait l'alcool en indique une perversion profonde. L'usage de l'opium à l'âge de dix-huit ans, nous démontre encore cette perversion et nous en reparlerons un peu plus loin dans le chapitre spécial que nous intitulerons alcoolisme et états pathologiques.

L'*instinct sexuel*, chez Alfred de Musset, est fort intéressant à étudier. Dans les premières années qui suivirent la puberté, le poète fut un grand coureur de filles. Libertin à l'âme mystique, comme l'appelait un de ses contemporains, il semble bien avoir fait une distinction assez tranchée entre la femme avec laquelle on couche pour satisfaire un appétit que nous a donné la nature, et la femme à laquelle on donne son cœur d'abord, et son corps seulement ensuite ! Avec la première, rien de sentimental, c'est la machine humaine qui agit poussée par un besoin aussi naturel que celui de boire et de manger. Avec la seconde, au contraire, il a parcouru toute la gamme des sentiments qu'était capable d'éprouver son âme assoiffée d'amour pur.

Nous le voyons donc, excité par crises, conduit chez

les filles par l'appel impérieux des sens, courir avec des compagnons de noces tous les lieux où il doit rencontrer de quoi se satisfaire. Dès l'âge de seize ans, il faisait un véritable abus des rapports sexuels ; très peu difficile dans le choix de ses conquêtes,

les chaleurs du printemps, de son propre aveu, lui faisaient le même effet que le vin de Champagne et le conduisaient, au sortir de la table, chez la première femme venue.

Il est vrai qu'une fois la crise passée, en rentrant chez lui, il éprouvait une tristesse spéciale que le proverbe latin attribue à tout animal dans de pareilles circonstances et qu'il se mettait à pleurer. Mais, attribuant bientôt ses larmes à l'excitation et à l'ennui, il se laissait aller au sommeil, et le lendemain se réveillait en possession de nouvelles forces pour de nouvelles débauches.

C'était alors le temps de sa jeunesse dorée, car les désordres de sa vie n'empêchaient nullement les sentiments, et il menait parfaitement de front son commerce avec les filles et son amour vrai et sincère pour quelque belle amie qui possédait son cœur.

Au fond, il adorait la femme, la vraie femme, et lorsqu'il s'était laissé aller aux entraînements de sa nature, lorsqu'il avait demandé aux professionnelles la satisfaction dont il avait besoin, il éprouvait un véritable dégoût, qui devait s'accentuer par la suite et dans la dernière partie de sa vie, l'entraîner à des actes de violence dont on a perpétué le souvenir.

Il disait, par exemple, dans une lettre écrite après ses malheurs avec George Sand :

Aujourd'hui, si les sens me conduisaient chez une fille, il me semble qu'au moment de la crise je l'étranglerais.

Il y retourna, cependant, fréquemment, chez des filles ; il y retourna presque jusqu'à la fin de ses jours, et nous savons que, charmant, aimable, gai, spirituel avant la possession, il prenait aussitôt après des accès de rage folle, saisissant la femme par les épaules, la jetant dehors et lui envoyant dans l'escalier tous les objets qui lui tombaient sous la main.

Il semblerait qu'en présence d'un pareil excité il eût été prudent de cacher les jeunes filles et les personnes en général dont on voulait préserver la vertu. Les ennemis de Musset l'ont prétendu, et rien de plus faux n'a jamais été dit sur le compte du poète. Il avait bien fait dire à Laurenzaccio :

Toutes les femmes sont faites pour coucher avec les hommes, et ta sœur peut bien coucher avec moi.

Mais là il faisait parler son personnage avec cette morgue de dandy fanfaron et irrésistible dont il revêtait volontiers le masque à l'âge de vingt ans. Mais en face de la jeune fille, en face de la femme pure, le désir des sens était toujours à la remorque et bien loin en arrière du désir psychique. Son besoin d'amour idéal se faisait jour dans ce qu'il avait de plus noble et de plus élevé ; il savait alors se modérer avec une fermeté que peu d'hommes auraient connue à sa place.

Jean de Bourgogne, dans son article *Alfred de Musset chez lui*, nous en donne un exemple frappant :

Musset, dit-il, était en villégiature chez des amis de son oncle M. Desherbiers, et, charmant, charmeur, entouré déjà d'une auréole de renommée, il passait, en vainqueur, laissant tomber de ses lèvres des strophes passionnées, qui caressaient les femmes comme une amoureuse déclaration. Une jeune fille se prit si bien à ce ramage d'oiseau bleu, qu'éperdue elle vint un soir dans la chambre de Musset, toute pâle de désir dans sa robe blanche, les lèvres prêtes pour un baiser, et portant dans ses cheveux blonds une rose, prête à s'effeuiller. Au lieu d'ouvrir les bras, le poète tomba à genoux. Il admira les beaux cheveux, mais ne les dénoua pas ; il respira la rose, mais n'en arracha pas les pétales parfumées ; et, serrant les mains de l'imprudente, il lui parla longtemps tout bas, s'adressant à son âme, sans vouloir prendre son corps. Pendant huit nuits, elle revint ; pendant huit nuits, il eut le courage de résister, estimant que profiter de semblable affolement, serait une vilenie déshonorante pour lui ; et, comme épitaphe, il écrivit : « Suzon » sur cette tendresse, moribonde sans avoir vécu.

Par contre, lorsqu'Alfred de Musset avait une maîtresse qu'il aimait, il la voulait corps et âme, et y mettait une fougue et un emportement d'une telle violence, d'une passion si exaltée, que la lassitude venait de bonne heure, et faisait de lui un assez médiocre et assez peu fidèle amant.

En résumé, au point de vue génital proprement dit, Alfred de Musset était un excité par crises, capable d'ailleurs de dominer jusqu'à un certain point les entraînements de son tempérament.

INCLINATIONS LIÉES AUX FACULTÉS

L'amour de l'action constitue, avec l'amour du plaisir et l'amour de soi, les principales inclinations personnelles, liées aux facultés. — L'amour de l'action se manifeste par un certain nombre de désirs ou de besoins, désir d'indépendance, de puissance, de propriété, d'émotions, besoin de satisfaction de la curiosité, sur lesquels nous allons dire quelques mots, dans ce qu'ils ont d'applicable à la personne même d'Alfred de Musset.

Le désir d'indépendance : Musset l'eut toute sa vie ; car nous ne pouvons considérer, comme un besoin de servitude, cet esclavage volontaire qu'il se laissa imposer par toutes ses maîtresses d'une façon si particulière. Musset détesta, toute sa vie, toute chaine et toute contrainte ; il se retira du Cénacle et du cercle romantique, pour voler de ses propres ailes et à sa propre guise. Il voulut vivre à sa fantaisie. Il fut fonctionnaire, mais ne remplit bien ses fonctions que parce qu'il n'avait rien à faire, et que la bibliothèque, dont il était directeur, n'avait jamais existé.

Cette habitude de vivre comme bon lui semblait, lui fit commettre de nombreuses fautes, alors qu'il était garde national ; et les quelques jours, qu'il passa dans une prison, furent mérités par le peu d'exactitude qu'il apportait à l'accomplissement de ses devoirs militaires.

L'ambition, le désir de puissance, le désir de propriété étaient infimes chez lui. Il n'avait pas d'ambition, et ne brigua jamais les honneurs ou les belles places, qu'il aurait pu obtenir, par l'entremise de son ami le duc d'Orléans. Il rêvait de gloire littéraire : c'était là une noble aspiration, mais qui ne devait pas lui donner une place prépondérante parmi ses contemporains. D'autre part, il ne chercha jamais à s'enrichir : il était extrêmement désintéréssé, jetant quand il en avait, son argent par les fenêtres, puis se retirant à l'écart pour travailler, lorsqu'il avait tout dépensé. Pendant son exil volontaire, il écrivait. La *Revue des Deux-Mondes*, publiait alors le produit de son travail, et ses contemporains savaient fort bien, que lorsque paraissait quelque chose de M. de Musset, on était sûr de voir le poète reparaître bientôt dans ses milieux habituels. La *Revue* avait remis à flots pour un temps les finances de son écrivain, et sa réapparition était annoncée au lecteur, par ce procédé détourné mais original...

Gout des émotions. — L'émotivité morbide de Musset nous est bien connue ; mais ce qu'il nous faut ajouter, c'est que jamais le poète ne fit quoi que ce soit pour lutter contre cette disposition d'esprit qui le rendait si malheureux. Il est vrai, qu'en le rendant malheureux, elle le rendait poète, et qu'il tenait à la poésie plus qu'à toute autre chose. Il cultivait avec soin tout ce qui pouvait le faire violemment vibrer. Tout jeune encore, nous l'avons vu amant du fantastique, chercher avec une anxiété palpitante des escaliers dérobés, des talismans, des objets mystérieux, dont il avait lu les descriptions dans les contes orientaux. Nous l'avons vu montant aux arbres, se livrant aux jeux les plus périlleux, toujours poussé par le goût des émotions violentes, qu'il éprouva toute sa vie. A vingt ans, il s'adonnait au jeu avec frénésie et s'étudiait à sentir battre son cœur, pendant les interminables parties qu'il faisait avec ses compagnons de petite fête. Il cherchait partout ce qui était le plus capable de le faire violemment vibrer, et plus tard, malade, lorsqu'il gardait la chambre, et aurait eu besoin d'un repos physique et psychique absolu, sa sensibilité, prédisposée d'abord, et si bien éduquée ensuite, exagérait encore le mal qui le frappait : il devenait tous les jours plus accessible aux moindres émotions et par conséquent plus poète que jamais...

Le malheur, les regrets, le chagrin ne faisaient qu'exaspérer sa sensibilité ; les larmes lui venaient aux yeux pour un mot, pour un vers, pour une mélodie... jusqu'à son dernier moment, sa sensibilité ne fit que s'exalter davantage; c'étaient des agitations, des inquiétudes, des émotions perpétuelles (1).

Une autre manifestation des inclinations personnelles, c'est cette extrême *curiosité* qui le poussait à connaître toute chose, et à approfondir les connaissances philosophiques admises jusqu'à nos jours. Ce fut un grand lecteur ; il aimait à fureter dans les bibliothèques, y cherchant des ouvrages en rapport avec la tournure d'esprit qui lui était habituelle.

Dans les ouvrages philosophiques, il cherchait cette explication de l'au-delà qui le tourmenta toute sa vie. Paul de Musset nous a amplement renseigné sur la façon dont il travaillait... L'explication de l'au-delà, il la demandait à tout; cherchant des liens intimes, des affinités secrètes entre les choses et les idées qu'il s'était faites sur la divinité, la vie, l'éternité, l'immensité. C'était avant tout, un chercheur de con-

(1) Paul de Musset : *Biographie.*

ceptions métaphysiques, et il était arrivé à se créer une philosophie personnelle, basée sur les études nombreuses qu'il avait faites, et sur les idées que la pratique de la vie lui avait suggérées. Curieux, il l'était surtout de tout ce qui touchait aux facultés de l'âme, il aimait à faire parler les enfants et les jeunes filles, il aimait à suivre la trame naïve de leurs pensées et à sonder ainsi leur psychologie, et sa nouvelle de Margot, pour n'en citer qu'une, fut tirée d'une conversation qu'il avait eue avec une jeune paysanne placée en condition chez un de ses voisins.

Dans tous les actes de sa vie, il apportait cette curiosité instinctive qui le faisait s'étudier lui-même, et rechercher toutes les phases par lesquelles passaient ses idées et ses sentiments. Mais ce besoin de connaître, qui le poussait, ne s'élevait pas à toute chose, et nous pouvons dire même que pour tout ce qui concernait les sciences nouvelles que le siècle avait vues naître, pour tout ce qui touchait au progrès en un mot, l'esprit du poète restait volontairement et obstinément fermé. Avec un souverain mépris, il accusait son époque d'être le siècle des manufactures, il accusait la chimie de dessécher les cerveaux... Dans la préface de *La coupe et les lèvres*, il s'élevait contre l'anatomie et les expériences scientifiques... Ailleurs, il s'indignait contre « la lamentation des chercheurs d'avenir », ne voyant pas la nécessité de déterminer les lois de la vie, et de les adapter aux exigences sociales. Ailleurs encore, il plaisantait le télégraphe, médisait des chemins de fer, bref, se montrait fermé à toute innovation.

Pour tout ce qui touchait à sa spécialité, au contraire, sa curiosité fut telle qu'il en vint à connaître à la perfection une foule d'états d'âme auxquels on n'a pas l'habitude de prêter attention ; et que, les ayant tous dépeints dans ses œuvres, il captive le lecteur étonné à chaque page de retrouver quelque chose qui lui rappelle d'anciens sentiments ou d'anciennes pensées.

L'inclination que nous appelons *amour du plaisir*, et qui comprend en même temps la crainte de la douleur, semble n'avoir pas été comprise par Musset, de la façon dont la comprennent habituellement ses semblables. Le poète aimait à se lamenter et il cultivait cette tournure d'esprit... Il n'aima jamais sans souffrance : c'était pour lui une sorte de complément de l'amour, un aiguillon, nécessaire à l'éclosion de la poésie lyrique....

AMOUR-PROPRE, VANITÉ, ORGUEIL

Il nous est difficile de dire si Musset eut de l'amour propre, s'il n'en eut pas du tout, ou s'il en manqua seulement en quelques circonstances déterminées. Evidemment un juge, sévère et rigide, lisant le récit de l'histoire de Venise, pourra décréter pompeusement que le poète manqua complètement de dignité dans toute l'aventure. Il pourra lui reprocher aussi d'avoir manqué d'amour-propre en publiant la confession d'un enfant du siècle. Mais nous devons tenir compte des circonstances qui avaient fait que le poète malade, aveuglé, dominé, suggestionné par une femme supérieurement habile, s'était vu en quelque sorte imposer le rôle qu'il joua dans toute l'aventure.

D'ordinaire, en dehors des périodes pendant lesquelles, désespérant de tout à la suite de quelque chagrin, il se laissait aller au hasard des circonstances, son amour-propre reprenait le dessus. Il est vrai que, respecté partout où il se montrait, se trouvant dans une situation de fortune, qui lui permettait de vivre à l'aise, il ne fut jamais obligé de mettre volontairement et à contre cœur son amour-propre à l'épreuve.

Vanité. — Alfred de Musset était vaniteux ; sa vanité au sujet de ses succès féminins allait jusqu'à la manie ; et bon nombre de ses compagnons le déclaraient insupportable quand il entamait ce sujet.

Au point de vue littéraire, du moins, il garda toujours une réserve, qui pourrait nous étonner. Ecrivant pour son plaisir, il ne se considéra jamais comme un écrivain supérieur, et s'il parlait parfois de son génie : par génie, il entendait le sens poétique dont il était doué. Un jour, cependant, à Victor Hugo, qui lui adressait quelques critiques, il répondit :

Vous ne pouvez comprendre et sentir ce que je sens et comprends moi-même ; sachez seulement une chose, c'est que dans cent ans on lira encore mes vers, alors que les vôtres seront peut-être oubliés. »

Cela pourrait nous étonner, après ce que nous savons de lui ; mais ce n'était là, sans doute, qu'une boutade, ainsi qu'une invitation polie à ce qu'on lui laissât la paix.

Alfred de Musset n'eut, en effet, jamais de jalousie littéraire ; il fit l'éloge de tous les écrivains qui lui plurent ; il ne marchanda pas son admiration à Lamartine, auquel bien d'autres à sa place auraient tenu rigueur de ses grands airs d'homme supérieur.

Au contraire, parmi les ouvrages de son temps, il ne censura que ceux qui se signalaient par leur sottise ou leur manque de logique.

Orgueil. — Sans exagérer la note, nous devons avouer que Musset était orgueilleux. Sans vouloir ajouter une foi bien vive aux quelques anecdotes qu'Eugène de Mirecourt rapporte sur le poète dans l'espèce de pamphlet qu'il écrivit sur lui, nous dirons cependant que le poète était très fier de son blason, de sa famille, de ses ancêtres, que c'est sur un ton convaincu et déclamatoire qu'il disait à ses amis que Jeanne d'Arc avait été son arrière grand' tante. Mais cet orgueil était tout platonique, et, s'il lui faisait conserver sans cesse une certaine hauteur en face de ceux qui l'approchaient, il ne lui donnait pas cette ambition, ce désir de puissance et de richesses auxquels aboutit d'ordinaire l'exagération de ce sentiment.

PENCHANTS ALTRUISTES

INCLINATION SOCIALE OU SYMPATHIQUE

En abordant l'étude des inclinations sociales, nous allons voir de quelle façon Musset portait son affection sur l'humanité tout entière, puis ensuite sur sa patrie, sa famille, ses amis et ses maitresses.

Legouvé a reproché à Musset de n'avoir jamais dans son œuvre peint ni amour paternel, ni amour filial, ni patriotisme, ni charité, ni philanthropie. Le reproche est exagéré ; et, d'après ce que nous avons pu retrouver dans son œuvre et dans les récits de ses biographes, nous avons pu nous convaincre que le poète, tout en étant un aristocrate, avait des idées franchement libérales... Son rêve eût été une union fraternelle des diverses nations, l'oubli des éternels conflits qui les ont toujours séparées et l'affranchissement des peuples, maintenus depuis si longtemps en esclavage par les souverains du monde. Il avait foi dans l'avenir de l'humanité, il se rendait bien compte que l'époque où il vivait, était une période de transition entre l'ancienne société démolie par la Révolution, et les siècles futurs qui formeraient des sociétés nouvelles. Et il résumait ses conceptions philosophiques sur sa génération par cette phrase typique :

Quelle épaisse nuit sur la terre, et nous serons morts quand il fera jour.

Pour regarder d'un œil sympathique l'ensemble des nations, Musset n'en gardait pas moins un étroit attachement à sa patrie. Bien qu'il se soit tenu à l'écart des affaires publiques, bien qu'il n'eût jamais, comme il le dit lui-même « attaché de cocarde à sa lyre » il se fâcha, en 1840, lors de la coalition anglaise contre la France.

Il répondit aussi à la *Chanson du Rhin allemand*, de Becker, par une autre chanson, d'un tel mordant et d'une telle vigueur qu'elle déchaina sur toute l'Allemagne une véritable clameur de colère et de rage.

Nourri dans l'admiration de Napoléon Ier, il souffrait en silence de la déchéance morale dans laquelle notre pays était tombé sous le règne de Louis-Philippe. La France cédait sans cesse devant les menaces de ses voisins ; et en 1847, lors de l'annexion de Cracovie à l'Autriche, alors qu'on croyait enfin que la France allait intervenir, le poète composa une poésie, dans laquelle il regrettait l'antique vaillance de Napoléon.

J'aurais voulu, même en tremblant,
Même étourdi par ton tonnerre.
J'aurais voulu suivre sur terre,
César, ton éperon sanglant.

Et un peu plus tard, dégoûté par toutes les bassesses commises sous ce règne, il s'écria à la chute de Louis-Philippe : « Ce règne a trop duré ».

S'il s'occupa du rôle, joué en Europe par la France, Musset ne se désintéressa pas non plus, sans s'afficher cependant, des affaires intérieures de son pays. D'abord comme citoyen, il fit son devoir ; il était garde national, il s'en acquitta du mieux qu'il put, croyons-nous, bien qu'il ait fait souvent son service en poète et en amateur. S'il ne se mêla pas aux discussions du forum, s'il a écrit lui-même :

Je ne crains pas l'âge où les opinions deviennent un remords.

Si ailleurs encore, il a dit :

Rouge ce soir, blanc demain, ma foi non.

Il n'en est pas moins vrai qu'il avait des opinions en

politique ; d'aucuns prétendent même que les premières causes de brouille qui existèrent entre George Sand et lui, auraient été des divergences d'opinion politique.

Elle bohême révolutionnaire, républicaine ; lui frotté d'aristocratie, entiché de petite noblesse, et, quoique libéral, attaché à la monarchie (Ch. MAURRAS).

Son admiration pour Napoléon était très vive ; il n'a pas caché les regrets que lui avait inspiré le retour des rois sur le trône de France, et nous savons qu'à propos de Napoléon il disait :

Je prends plus d'intérêt à savoir comment cet homme mettait ses bottes, que je n'aurais de curiosité pour tous les secrets de la politique actuelle de l'Europe.

Fils de la Révolution, il avait l'esprit ouvert aux idées libérales, et tout le monde connait l'attaque qu'il fit de la loi sur la presse, lorsque, en 1835, le premier ministre créa un nouveau genre de délit, celui des « intentions et tendances ».

Si, par suite d'une étude trop sommaire, on a pu reprocher à MUSSET de ne pas s'être occupé de philanthrophie ou de patriotisme, ce serait une véritable preuve d'ignorance de soutenir que l'amour de la famille n'existait pas chez le poète. Nous savons l'affection qu'il eut pour sa mère et la douceur avec laquelle il l'excusait lorsque celle-ci, retirée dans l'Anjou, l'avait laissé seul à Paris. Pour son père, il avait une admiration mêlée d'affection et de respect, dont nous avons pu nous convaincre à la lecture des *Confessions d'un enfant du Siècle* et de la splendide pièce du *Saule*, où il parle ainsi de son héros :

... On dit que la nature
A mis dans sa parole un charme singulier,
Mais surtout dans ses chants ; que sa voix triste et pure
A des sons pénétrants qu'on ne peut oublier.
Mais à compter du jour où mourut son vieux père
Quoi qu'on fit pour l'entendre, il n'a jamais chanté.

Il aimait donc d'un amour sincère ceux qui lui avaient donné le jour ; il aimait aussi son frère, sa sœur, tous ceux enfin qui lui touchaient de près ou de loin.

Jusqu'en 1850, il resta, on peut le dire, dans sa famille. C'est là qu'il pouvait se montrer lui-même, confesser ses peines et s'en faire consoler ; aussi ce fut pour lui un gros chagrin, lorsque vint la séparation et qu'il lui fallut aller vivre seul, loin du foyer domestique qu'il n'avait jamais quitté.

S'il ne songea pas à se marier et à créer pour son compte une nouvelle famille, ce ne furent pas cependant les occasions qui lui firent défaut. Mais, jamais il ne put s'y résoudre, ayant sans doute prévu qu'avec sa nature le bonheur conjugal lui serait à jamais refusé.

Et pourtant, c'était, au sens propre du mot, un amant du foyer ; il se plaisait chez lui, au milieu de ses meubles accoutumés, au milieu de ses tableaux, de ses gravures, de ses papiers et même de ses animaux préférés ; car il avait un amour immodéré pour les animaux en général.

Zoophilie. — Il aurait empli la maison de chiens malheureux, si on l'avait laissé faire. Il éleva un petit lapin, qu'il nourrit de ses propres mains, et laissa mourir de vieillesse. Jamais par la suite, par respect pour la mémoire de ce petit animal qu'il avait aimé, il ne voulut manger la chair d'autres représentants de son espèce. Il avait un chat, il avait un chien, « Marzo », griffon affreux et sans race, mais si intelligent qu'il se fâchait quand on lui disait qu'il avait des puces. Tout le monde connaît aussi l'affection du poète pour un pauvre chien abandonné, « Loulou », pour lequel il payait une pension à quelque voisin complaisant.

Il aimait en somme tous les animaux, sauf les singes, qui lui inspiraient une horreur instinctive, extrêmement accentuée... Si Alfred de Musset aima sincèrement tous les membres de sa famille, il garda aussi une vive affection aux amis, qui l'entourèrent jusqu'à la fin. Son meilleur ami fut sans contredit son frère, confident fidèle de ses pensées les plus secrètes ; après lui, nous trouvons Alfred Tattet, qui, très fier de l'affection que le poète lui témoignait, s'était attaché à lui, s'ingéniant à lui éviter des chagrins inutiles, l'excitant au travail, et mettant à sa disposition tout ce qui pouvait redonner du courage au poète, et lui faire reprendre goût à la vie.

Alfred de Musset aimait sincèrement Tattet il aimait aussi le duc d'Orléans. Il avait une affection très vive pour Arago, pour E. Augier, pour son oncle M. Desherbiers, et quelques autres encore ; et nous savons combien tous, étaient fiers et jaloux de l'amitié qu'il leur témoignait. Tous lui pardonnaient son caractère irritable et fantasque, tous lui pardonnaient ses faiblesses, car ils avaient bien sondé son cœur et avaient bien compris ce qu'il y avait de vraiment noble, de vraiment pur dans sa pauvre âme désolée

Alfred de Musset d'ailleurs même quand on l'avait vexé, n'avait pas de rancune durable ; sa plus longue brouille, au dire de son frère, cessa au bout de trois semaines; c'était toujours lui qui faisait les premières avances, et allait au devant de la réconciliation.

Le poète eut donc des amis sincères, en petit nombre cependant, car, très physionomiste, il éloignait de parti pris parmi ceux qui briguaient ses faveurs, tous ceux dont les figures ne lui plaisaient pas dès l'abord.

Parmi ses contemporains, à part Gustave Planche, qui le haïssait, depuis qu'il lui avait ravi le cœur de George Sand, nous pouvons affirmer qu'Alfred de Musset, fut un des hommes célèbres de l'époque, qui eut le moins d'ennemis. Un de ses contemporains a dit de lui :

En s'abandonnant, il nous piquait au jeu et nous donnait envie de le suppléer auprès de lui-même. Il fallait bien le soutenir, puisqu'il ne savait se défendre (J. Janin).

Un autre sentiment qui, chez le poète, prime tous les autres, et les résume tous en quelque sorte, c'est l'amour. Quoiqu'il en ait médit souvent, aux heures noires de sa vie, il a cru à l'amour plus que quiconque, et c'est à sa poursuite, qu'il a passé son existence. Bien jeune encore, il avait prévu la chute de son *Don Juan*, c'est-à-dire de lui-même, mais rien ne l'avait arrêté et il était vraiment sincère quand il disait à la fin de sa *Nuit d'août* :

J'aime, et pour un baiser je donne mon génie
Et je veux répéter, et raconter sans cesse,
Qu'après avoir juré de vivre sans maîtresse,
Je fais serment de vivre, et de mourir d'amour.

S'il n'avait, pas à proprement parler d'anomalie de l'instinct sexuel, A. de Musset avait du moins une anomalie, une perversion même du sentiment de l'amour. C'était un passiviste et en même temps un sadique moral, qui demandait à l'amour des émotions violentes et de la douleur, et se plaisait, en même temps à faire souffrir moralement celles qu'il aimait. Il fallait que ses maîtresses fussent tout à la fois pour lui : maîtresses d'abord, sœurs, femmes, confidentes, gardes-malade, amies, compagnes de plaisirs. C'était pour elles un rôle difficile : elles ne pouvaient s'accommoder successivement à des genres aussi divers, et la bonne entente ne pouvait durer bien longtemps. Et pourtant il était capable des plus grands attachements. Son amour pour G. Sand fut un amour affolé dont il devait garder toute sa vie une empreinte ineffaçable. Toutes les nobles sympathies l'avaient attiré vers cette femme ; et lorsqu'il avait vu qu'un abime les séparait, volontairement il avait changé son amour en amitié afin de continuer quand même à voir son ancienne maîtresse, afin de ne pas la perdre tout entière, comme si malgré tout, une force invincible l'eut encore attiré vers elle.

Longtemps après, il pensait encore à sa grande passion. Quand les vapeurs de l'alcool le détachaient des occupations de l'heure présente, on l'entendait prononcer fréquemment ce seul mot « elle », et ses yeux fixement regardaient devant lui, comme pour chercher dans la fumée des cigares qu'il avait constamment aux lèvres, les visions de l'époque déjà lointaine, où ils étaient les amants de Venise.

INCLINATIONS IMPERSONNELLES

L'idéal chez Musset, était non seulement une inclination, mais encore un violent besoin, auquel tendaient toutes ses aspirations. La vérité, la beauté, la justice, la vertu, enfin la divinité elle-même, lui inspiraient des sentiments que nous ne pouvons passer sous silence.

Quel écrivain a cherché avec plus de persévérance la *vérité* dans tous les phénomènes psychologiques qu'il a dépeints? On peut dire, que c'est cet amour de la vérité qui en a fait un poète incomparable, comme peintre des sentiments et des passions. Pas de feintes dans son œuvre; il y décrit l'âme humaine toute nue, il y dépeint les angoisses du cœur avec une telle vigueur de pensée et de style, que ses cris déchirants deviennent en quelque sorte des abstractions, et que l'homme s'y retrouve lui-même avec ses propres douleurs, ses aspirations secrètes, ses passions, qui de tout temps ont fait pâlir la jeunesse.

Avec cela, d'un jugement très sûr, il s'est montré, en musique, en peinture, un critique comme on en trouve rarement. Dans les compte-rendus qu'il fit sur les théâtres et les artistes en renom, il écrivit des études d'une telle netteté, des analyses si conformes à la vérité, que personne de son temps ne trouva jamais à ajouter ou à redire aux jugements artistiques qu'il avait rendus.

L'amour du *beau* entraîne l'amour du bien ; et la distinction nette entre le bien et le mal, constitue le *sens moral*. Ce sentiment fut toujours très développé chez Alfred de Musset. Nous avons dit l'honnêteté consciencieuse qu'il apportait dans ses affections pour les jeunes filles, nous avons dit le respect profond qu'il avait pour la vertu et la candeur. Jamais il ne manqua à une parole donnée, et toutes les débauches auxquelles il se livra, tous les désordres de sa vie privée, ne firent jamais de mal qu'à lui-même.

Religion. — D'une honnêteté scrupuleuse, qu'il exagérait même à plaisir, il n'obéissait aux ordres de sa conscience que par délicatesse naturelle et non par crainte des châtiments que promet la religion à ceux qui font le mal. Les sentiments religieux, chez lui, étaient en effet des plus sommaires. Il croyait en un Dieu, mais non a une religion révélée. Il était très favorable, cependant, à l'idée religieuse, et considérait la foi comme un soutien moral sans pareil dans les luttes de l'existence.

Il aimait à discuter les questions de haute métaphysique avec le père Davignon ; mais ce poète qui, dans un moment de retour à la religion de ses pères avait écrit son chef-d'œuvre de l'Espoir en Dieu, répétait souvent qu'il avait composé là une belle fiction poétique, mais que la seule vérité, celle inéluctable pour lui, était l'éternel repos au Père Lachaise.

Telles sont étudiées, dans leurs manifestations ordinaires, la sensibilité et la sentimentalité d'Alfred de Musset.

Sans avoir trouvé des choses bien anormales chez lui, nous avons constaté que tout y était exagéré et excessif. Les plaisirs comme les peines laissaient sur lui une empreinte profonde et ineffaçable. Une contrariété vulgaire lui causait un violent chagrin, et sous son masque de sceptique, se cachait l'être le plus tendre et le plus malheureux qui existât : il était un grand enfant sensible, et cette impressionnabilité extrême se rattache à la pathologie.

Comme autres manifestations morbides liées à la sensibilité, nous aurions pu parler des hallucinations, des pressentiments, des phénomèmes télépathiques, qui marquent la vie du poète. Nous avons préféré attendre et grouper toutes ces questions un peu plus loin dans un seul et même chapitre.

Intelligence.

Nous avons vu à quel cyclone moral Alfred de Musset fut entraîné par sa sensibilité exagérée, et nous pourrions croire de prime abord que le développement aussi prodigieux de cette faculté ait pu avoir chez lui pour conséquence un développement moindre de toutes les autres.

Bien au contraire, il est remarquable que son intelligence fut encore supérieure à sa sensibilité : jamais il ne perdit la notion exacte de lui-même. Il sut s'analyser sans cesse et exprimer dans ses œuvres les impressions qu'il ressentit : son intelligence peut-on dire dompta ses folles passions.

Poète dès l'âge de dix-huit ans, Musset avait terminé sa carrière à l'âge ou bien d'autres l'ont à peine commencée.

Il est évident que pendant toute sa période de production intense les opérations de son intelligence fonctionnèrent d'une façon hyperactive mais normale. Plus tard malgré l'accentuation très nette de son état pathologique, il garda quand même une intelligence supérieure qui jusqu'à la fin, lui permit de tenir une place dans la société qu'il fréquentait.

L'intelligence ou faculté de connaître suppose un certain nombre de fonctions à peu près identiques chez tous les hommes, mais aussi plus ou moins développées suivant les aptitudes cérébrales de chacun.

Pour acquérir, l'homme possède innés en lui les principes directeurs de la connaissance : *principe de raison, principe d'identité.* Avec cela pour base il a le don de pouvoir fixer son attention sur tous les phénomènes extérieurs qui frappent ses sens, sur tous les phénomènes intimes dont il peut avoir conscience.

L'*attention* isole et grossit, elle est la condition essentielle du génie, qui n'est lui-même, au dire de Buffon, qu'une plus grande aptitude à la patience. Faute d'attention l'expérience ne sert de rien et bien des sensations passent qui ne sont que très imparfaitement perçues.

Musset l'eut particulièrement développée cette aptitude à l'attention et à l'observation. Quand il cherchait dans les bourgeons des rameaux, dans le brin d'herbe, dans la nature entière, l'explication de cet au-delà qu'il demandait à toute chose; quand il écoutait avec délices les battements de son cœur tourmenté par l'inquiétude, la jalousie et la souffrance, il y voyait plus clair que bien d'autres parce qu'il avait observé bien davantage.

C'est la conscience qui lui révélait les divers phénomènes psychologiques dont il était l'objet. Or la conscience réfléchie donne à l'homme normal l'idée de moi qui, d'après Ribot, est le sentiment toujours présent de son organisme individuel.

L'idée de moi fut cependant fréquemment altérée chez Musset, il eut parfois cette modification brusque des sensations qui lui fit croire qu'il était double et s'apparaissait à lui-même, rappelons par exemple l'hallucination qu'il eut dans la forêt de Fontainebleau et la confession de sa *Nuit de Décembre*.

Doué d'une semblable aptitude à l'observation et à l'attention, il devait acquérir une instruction très solide, sur laquelle nous reviendrons d'ailleurs plus loin, quand nous discuterons de son génie de poète. Mais pour acquérir une grande quantité de connaissances l'homme a besoin d'une faculté non moins indispensable que l'attention et l'observation, il doit être capable de conserver ce qu'il a acquis, il lui faut la *mémoire*, sans laquelle son intelligence ne pourrait se livrer aux diverses opérations intellectuelles que nous allons successivement passer en revue : *association des idées*, *imagination*, *abstraction*, *généralisation*, *jugement*, *raisonnement*, *croyance*.

Mémoire. — Musset eut sans contredit une mémoire étonnante, et, il semble bien que, très longtemps, malgré l'état de déchéance organique dans lequel il était tombé, il garda à peu près intacte cette précieuse faculté. Ce n'est que sur le tard, quand les crises d'asystolie le terrassèrent à chaque instant qu'il présenta de fréquentes absences de mémoire.

La mémoire se conserve d'autant plus longtemps que les états de conscience primitifs ont été plus vifs et plus distincts : émotif à l'excès, prêtant une attention extrême à ses moindres sensations, Musset devait conserver avec une précision remarquable le souvenir de ses états antérieurs. Il avait tout à la fois la mémoire sensible qui conserve les images et la mémoire intellectuelle qui conserve les idées. Il gardait les images visuelles qui lui rappelaient les brillantes couleurs des robes de soirée, l'éclat des lumières, la forme de ses hallucinations et tant d'autres choses. Il conservait aussi les images auditives auxquelles, ayant l'audition colorée il associait toujours une idée chromologique.

Tout cela lui revenait, quand il le voulait avec une facilité surprenante que l'on ne rencontre que chez des gens d'une intelligence tout à fait supérieure... Et quant à la mémoire intellectuelle, c'est à sa source qu'il puisait les idées nombreuses qu'il avait accumulées au cours de ses études et de ses nombreuses lectures; il les y retrouvait soit dans la forme qu'elles avaient revêtue primitivement devant lui, soit dans la forme nouvelle qu'il leur avait donnée par un travail intellectuel conscient, raisonné et personnel.

Par le souvenir, une idée est rapportée au passé. Par la *réminiscence* l'idée semble pour la première fois présente à l'esprit

Les réminiscences sont fréquentes dans l'œuvre du poète : que de fois Musset a refondu inconsciemment des idées ou des vers qu'il avait déjà écrits. Dans le *Saule*, dans *Lucie*, peut-être ailleurs encore, il parle ainsi de la jeune beauté qu'il veut dépeindre

Jamais deux yeux plus beaux n'ont du ciel le plus pur
Sondé la profondeur et réfléchi l'azur.

C'est là un exemple entre mille ; il nous serait facile

d'en citer d'autres, et des tirades qui reviennent ordinairement les mêmes à propos des mêmes descriptions et des mêmes sentiments.

Association des idées. — Chez Musset, les idées se suggèrent les unes les autres avec une rapidité et une spontanéité qui devaient lui servir merveilleusement dans la création de ses œuvres poétiques. Chez lui, l'association est double ; tantôt l'esprit la surveille et dirige alors le cours de ses pensées vers un but déterminé. C'est, par exemple, dans la méditation ou dans la discussion : Là, nous savons que le poète a excellé toutes les fois que, comme critique littéraire, il s'est donné la peine de porter un jugement. Mais chez lui, l'association devient aussi passagère et fragile au cours des rêveries poétiques auxquelles il s'abandonne. Les idées s'enchaînent alors sans suite apparente pour faire de lui l'écrivain le plus déconcertant que l'on puisse imaginer. Parti pour Madrid, comme il l'avoue lui-même, il débarque à Constantinople.

Imagination. — Nous pouvons définir l'imagination, la faculté de se représenter mentalement des choses absentes, qu'elles aient ou non été perçues. Si les choses ont déjà été perçues primitivement, l'imagination est dite simplement reproductrice. Celle-là fut parfaite chez Musset, et aux descriptions qu'il en a données, nous pouvons affirmer qu'il voyait devant lui d'une façon très vivace et très distincte toutes les images qu'il évoquait.

Prenons la *Nuit de Mai*, lisons-en le début, le poète a eu là, sans aucun doute, nous dirions presque une hallucination du lever de l'aurore. Des détails qu'il avait dû remarquer certain jour, en se promenant à cette heure matinale, rien ne lui a échappé, pas même la bergeronnette éveillée avant le jour et qui vole déjà de buisson en buisson. Il y a là, évidemment, une représentation intégrale et concrète, résultat de l'imagination qui détruit l'idée du passé et fait voir au poète le tableau du jour naissant comme s'il appartenait à l'heure présente.

A côté de l'imagination reproductrice se place, chez Musset, un autre mode d'imagination que nous pouvons qualifier de créatrice. Il était en effet, à un haut degré, capable de produire des images et des idées nouvelles en modifiant ou en combinant celles qu'il avait déjà précédemment acquises. Les images et les idées acquises étaient, pour lui, nous l'avons vu, en quantité considérable ; c'étaient des matériaux accumulés que, par un travail presque inconscient de son intelligence, il remaniait, discutait, fouillait, creusait à fond, refondait à sa manière, conformément à sa façon habituelle de comprendre et de sentir « car c'est le sentiment, qui, dans l'art, transforme les images et en fait des créations intellectuelles. »

Il en résultait des images toutes neuves et abondantes qui, revenant fréquemment à son esprit, devaient largement contribuer, avec la façon dont il les a exprimées et décrites, au charme et à l'originalité de ses poésies et de son œuvre toute entière.

Sous l'influence de l'opium les images arrivent en foule mais incohérentes dans leur spontanéité, et celui qu'elles assiègent ne parvient pas à les fixer et à faire parmi elles un choix judicieux, capable de le conduire à une production intellectuelle logique et raisonnable ; Musset au contraire, n'écrivant que sous le coup d'une émotion, ne retenait de ses images que celles qui, vibrant à l'unisson de ce qu'il sentait, étaient, partant, susceptibles de les exprimer. Lorsqu'il les avait admises, ces images, il les modelait et les adaptait de telle sorte qu'elles s'associaient harmonieusement aux idées qui précédaient et qu'elles préparaient la voie naturelle à celles qui devaient suivre.

L'imagination créatrice de Musset dérivait donc en ligne directe de l'analyse de ses sensations. Mais ces sensations, contrôlées par le raisonnement, ne suggéraient à son imagination que des idées à la fois justes et tout à fait nouvelles pour l'époque.

Une telle constatation nous permettra d'affirmer un peu plus loin que Musset a vraiment réalisé un progrès dans le domaine du sentiment.

C'est surtout dans son théâtre que le poète a tiré un parti merveilleux des mille petits détails de son existence passée, des sentiments autrefois éprouvés, des idées autrefois conçues. C'est avec cela pour base qu'il a pu donner libre cours à son imagination créatrice, et en tirer des situations complexes et palpitantes, dignes de figurer parmi les œuvres dramatiques les plus remarquables du XIXe siècle.

L'imagination a une tendance naturelle à se confondre avec l'idéal; cette tendance s'accentuant encore chez Musset, le transporte fréquemment au pays des chimères. Plus souvent encore elle lui fit transformer le réel en idéal, et pour n'en donner qu'un exemple, citons ce passage de « *la coupe et les lèvres* », où il voit toutes choses avec ses yeux d'idéaliste, où il explique tout avec ses conceptions personnelles et supérieurement poétiques.

L'AMANT. — En vertu de quelle force ont-ils commencé à se mouvoir, ces mondes qui ne s'arrêteront pas?

L'AMANTE. — Par l'éternelle pensée.

L'AMANT. — Par l'éternel amour. La plus faible d'entre les étoiles s'est élancée vers l'astre qu'elle adore comme son bien-aimé, mais une autre l'aimait elle-même, et l'univers s'est mis en voyage.

C'est la même faculté maîtresse qui a fait trouver au poète des images simples mais saisissantes pour résumer dans des vers qui sont devenus des proverbes « *toute la vieille philosophie des passions* ».

Qu'importe le flacon pourvu qu'on ait l'ivresse

a-t-il dit quelque part.

Combien pourrions-nous en citer encore; tenons-nous-en là, et pour terminer disons que l'imagination du grand poète ne dénote rien de nettement pathologique, attendu qu'elle fut toujours contrôlée par le bon sens et la raison, et que lui-même disait fréquemment en parlant de ses imitateurs qu'ils ne savaient pas, les imprudents « ce qu'il faut de bon sens pour oser ne pas avoir le sens commun ».

Nous pourrions penser que sous l'influence de

l'alcool l'imagination du poète ait pris une allure tragique, résultat du délire qui produit généralement une telle intoxication. Il n'en fut rien. Dans son œuvre on trouve quelques suicides, quelques assassinats, mais il n'y a là rien de forcé, rien d'exagéré, rien de terrifiant non plus.

Toujours sa raison maitresse surveilla la marche de son imagination; si celle-ci faisait quelques écarts, il ne la suivait pas, il ne retenait des idées et images qu'elle lui suggérait que celles qui étaient conformes au plan général qu'il s'était instinctivement tracé.

Opérations intellectuelles. — Le développement harmonieux du sens logique et de la raison, ont permis à Musset d'étudier à fond et de les transformer à son profit toutes les sensations, toutes les impressions, toutes les idées même que l'expérimentation ou la conscience offraient à son esprit de poète et de psychologue.

Pour arriver à de pareils résultats, il avait dû acquérir une habileté spéciale dans la faculté d'abstraire, de généraliser, de juger, de raisonner.

Par l'abstraction il isolait d'un objet quelconque et des autres qualités de cet objet, une qualité spéciale sur laquelle il portait volontairement son attention. Ce pouvoir d'abstraire, spécialement développé chez lui, le porta à rechercher en toutes choses l'explication de cet au-delà qu'il pressentait derrière elles. Il l'entraîna naturellement à vouloir y découvrir une manifestation de l'amour qu'il considérait comme l'idéal universel et comme la force suprême qui dirige le monde.

Mais cette disposition de l'esprit l'entraîna souvent à ne voir qu'un côté des choses, à prendre des qualités pour des substances, à réaliser des abstractions. L'imagination aidant, il en vient à les personnifier et c'est ainsi qu'il fut amené, par exemple, à voir dans l'inspiration de son génie poétique un être immatériel et vivant, sa muse, déesse immortelle et consolatrice.

Généralisation et jugement. — Nous avons vu avec quelle rapidité Musset prenait une idée saisissante et nette des caractères constitutifs et permanents de chaque chose. Par le jugement ensuite, il apercevait les rapports entre les diverses choses et cette opération se faisait avec une telle rapidité et souvent d'une façon si inconsciente qu'il sentait à première vue si une personne, inconnue jusqu'alors, serait digne ou non de son amitié. C'est aussi son jugement, instinctif mais sûr, qui devait l'amener à la perfection de ses œuvres conçues sous le coup de l'inspiration. Mais nous reviendrons plus loin sur cette question quand nous discuterons l'existence de son génie.

Pour le moment, nous devons, comme suite logique à l'étude sur son jugement, parler de la clarté et de la finesse avec laquelle il procédait à tous les raisonnements qu'il entreprenait.

Raisonnement. — Ce fut par là, en effet, qu'il donna la véritable mesure de son intelligence.

De bonne heure, son esprit eut une tendance marquée à mettre de l'ordre entre ses diverses connaissances et à les rattacher aux principes directeurs de causalité et d'identité.

Bien jeune encore, il montrait une aptitude spéciale à comprendre la logique des mathématiques.

Son frère nous raconte qu'à l'âge de neuf ans, s'étant trouvé à une soirée où assistaient plusieurs officiers d'artillerie, le fils du colonel, qui avait la prétention de savoir dessiner, représentait sur une feuille de papier des mortiers et des canons. Pour figurer la courbe que décrit une bombe, il traçait naïvement des demi-cercles réguliers : « Vous vous trompez, lui « dit Alfred, la bombe est lancée en ligne droite et change « peu à peu de direction en perdant sa force jusqu'à ce que « son poids la ramène à terre. Le chemin qu'elle suit n'est « donc pas un cercle, mais une ligne qui paraît courbe au « milieu et droite aux deux bouts. » Et il prit une plume pour tracer des paraboles sur le papier. Le fils du colonel, nourri dans l'artillerie, soutint son dire par amour-propre et par obstination.

Un officier qu'on prit pour arbitre regarda d'un air étonné cet enfant qui venait de résoudre un problème de balistique.

Cette faculté de raisonner, si puissante, qui lui faisait découvrir des vérités qui ne lui avaient pas été apprises, devait se développer dans le cours de sa vie psychique et donner une grande valeur aux articles de critique littéraire et artistique qu'il publia plus tard. C'est cette même précision mathématique qui, jointe à une vive imagination, faisait de lui, au jeu d'échecs, un partenaire des plus déconcertants et des plus dangereux. A ce jeu il était devenu d'une force extraordinaire et il inventa même une manière de jouer spéciale, qui porte dans les cercles d'échiquiers le nom de « Coup de Musset ».

Ses pièces de théâtre sont des modèles de raisonnements, et, sans qu'il y paraisse, sans fatigue, par conséquent pour le lecteur, les sentiments et les idées s'enchaînent avec une logique vraiment remarquable.

Croyance. — C'est à force de raisonner, c'est à force d'aller de cause en cause, que l'esprit de Musset a abouti à l'idée d'absolu, et c'est là qu'il s'est arrêté.

Après un long voyage dans la sphère des pensées, après avoir connu longtemps l'incertitude, la contradiction et le doute, il a terminé sa carrière de poète par une fin logique qui semblait préparée par toute son œuvre antérieure. Il a terminé en affirmant sa croyance en Dieu, c'est-à-dire, l'absolu sous toutes ses formes, l'immensité, l'éternité, la perfection.

Nous disons que comme écrivain, il aboutit à l'idée de Dieu, mais il était de ces esprits chez lesquels une idée, affirmée une fois, résiste ensuite avec une force extraordinaire. Comme nous l'avons déjà dit, il affirmait dans ses vers sa croyance en Dieu, mais dans la réalité il ne pouvait se débarrasser du doute que la lecture des encyclopédistes avait de trop bonne heure fait naître en lui.

Faculté d'expression. — A l'étude que nous venons de faire, nous devons rattacher un aperçu rapide sur l'écriture et le langage, c'est-à-dire, sur la façon dont Musset faisait part à ses semblables des divers phénomènes intellectuels dont il était l'objet, et nous devons terminer par une analyse sommaire de ses goûts particuliers, de ses talents spéciaux et enfin de l'opinion qu'il a donnée de lui aux divers contemporains qui l'ont connu et qui l'ont jugé. L'écriture de Musset présente, au dire de M. de Salberg

une harmonie dans l'ensemble, une grâce délicate, une exquise simplicité. Tout y révèle, pour un graphologue, un être sensitif, délicat et tendre comme une femme. Certes, la sensualité n'y est pas absente, mais raffinée et comme idéalisée. Le gracieux lazzo de sa signature est la manifestation de ce besoin de séduction légendaire qui le caractérisait. Par contre les barres de t, vives mais intermittentes avec ce tracé rapide, léger et net, quoiqu'un peu lâche, sont bien les indices d'une volonté facile à influencer. Mais il ne s'y trouve pas un seul signe de vanité ni d'orgueil, pas même de vanité intellectuelle. Le graphisme de Musset est couché, délicat, mouvementé et même féminin. il est en conformité absolue avec ce que nous savons de la psychologie et du génie du poète.

Il écrivait assez rapidement, sans bruit, sans surcharger beaucoup ses manuscrits, sans les corriger non plus, se contentant de biffer à la première lecture tous les passages qui ne lui plaisaient pas.

Et quant à son langage, nous savons qu'il parlait posément, sans hésitations, sans recherche, sans affectation ni déclamation, d'un timbre de voix harmonieux et agréable. Eloquent dès son enfance, il était un causeur charmant quand il s'en donnait la peine; malheureusement les jours étaient rares où il se mettait vraiment en frais pour ses auditeurs.

Mais ceux qui l'ont connu sont tous unanimes pour

dire que lorsqu'il déclamait, le ton de sa voix prenait une telle ampleur, ses yeux rayonnaient d'une telle vie, sa mimique était si expressive, qu'elle produisait une impression profonde sur les assistants et leur communiquait intégralement l'émotion ressentie par le poète lui-même.

De ses goûts particaliers, on a pu se faire déjà une idée assez nette au cours des différents chapitres qui précèdent. Nous savons qu'il aimait énormément les arts, et qu'on le gardait chez lui en lui jouant de la musique.

Dans sa façon de s'habiller, il visait à l'élégance et même au dandysme, et dans son appartement il aimait à s'entourer d'un amas de modèles en plâtre, de gravures et d'objets artistiques de toute sorte.

« Cœur mélancolique mais esprit gai quand rien n'altérait sa santé », il se montrait charmant, amusant, éloquent, moqueur même ; mais de cette moquerie sans méchanceté qui ne censure que la sottise. Il faisait rire tout le monde alors par la finesse de ses jeux de mots, ou bien encore il donnait des séances d'escamotage et de prestidigitation ; croquait des caricatures, jouait des charades, se montrait plein de verve et d'entrain.

Mais les lendemains de ces beaux jours, souvent la scène avait changée, on le retrouvait triste et morose, et nous pouvons dire que sa vie se passait dans une éternelle oscillation entre la gaîté et la tristesse. Au milieu de ces préoccupations d'une existence toute psychique, il ne trouva jamais le temps de s'initier au mystère de la vie matérielle.

Ceux qui ne l'ont pas compris n'ont vu en lui qu'un égoïste vaniteux ; les autres, dont les âmes étaient sœurs de la sienne, lui ont sincèrement rendu justice.

De là vient la diversité d'opinions qui furent émises sur son compte.

Ses compagnons de fête lui reprochèrent d'avoir fait trop souvent bande à part. Les habitués de la Régence le donnèrent comme un monsieur de relations peu agréables.

Mais ceux qui furent ses vrais amis ont excusé jusqu'à ses faiblesses.

J'ai fréquenté beaucoup d'hommes célèbres, dit Eugène Lamy, et j'ai toujours regretté de les avoir connus. Seul Musset, ne m'a donné sujet à aucun mauvais souvenir ; au contraire, il fut toujours correct et resta mon ami.

Arsène Houssaye a voulu voir dans son penchant pour la boisson, le point de départ d'une aspiration plus haute qui le faisait « Dieu » un moment.

Barbey d'Aurevilly en a fait un lilas foudroyé.

D'autres ont donné des explications aussi nombreuses que variées de sa conduite et de ses actes, mais toutes ces explications se ramènent à celle-ci : que Musset fut rongé toute sa vie par la soif d'aimer, que son mal marquait sa noble origine et que les vains plaisirs n'ont pu le consoler.

Caractère

Le caractère d'un individu, c'est l'orientation de ses phénomènes et réactions sentivo-motrices dans ce qu'elles ont de plus élevé. Cette orientation, à l'origine, est toute entière le résultats des qualités et des tares héréditaires avec lesquelles chaque homme entre dans la vie. Dès la naissance, elle distingue un homme de son semblable et lui donne un cachet particulier qui constitue sa personnalité.

Plus tard, au cours de la jeunesse et de l'adolescence, les relations avec le monde extérieur, l'éducation, la situation sociale, le milieu, en un mot, agissent à leur tour. pour modifier le caractère, c'est-à-dire, pour en diminuer ou en accentuer certaines qualités ou certains défauts.

En étudiant le caractère chez Alfred de Musset, nous verrons la façon dont il réagissait aux causes extérieures et dont à leur contact il a modifié les qualités et facultés dont la nature l'avait gratifié à sa naissance.

Chose curieuse, tandis que la sensibilité et l'intelligence grandissaient dans des proportions considérables chez le poète, nous verrons que la volonté, considérée généralement comme le fond même du caractère, ne se développait pas dans des proportions identiques : l'excès d'intelligence et de sensibilité semblait l'avoir émoussée et rendue incapable d'un développement normal.

Au lieu de développer sa faculté de délibérer, de déterminer et d'agir, Musset, au contraire, ne tenta jamais un vigoureux effort pour lutter contre la domination de ses nerfs impressionnables.

Il devait rester toute sa vie un grand enfant, sensible à l'excès, et son âme agissant au dedans, se repliant sur elle-même, devait lui donner une simple représentation des choses, et partant, le conduire aux productions intellectuelles ; alors qu'au contraire les âmes qui agissent au dehors modifient les choses, se fortifient dans la lutte pour la vie, et éduquent leur volonté.

Volonté. — La volonté, chez Musset, fut donc fort émoussée.

Au milieu de toutes les péripéties de sa vie, gardant toujours une sensibilité extrême, en même temps qu'une lucidité parfaite de son intelligence, il ne chercha jamais à opposer la moindre lutte à la marche des événements. Il subit la vie au lieu de la diriger, et s'abandonna de plein gré à toutes les surprises du hasard.

Incapable de se faire une destinée, quand il lui fallait prendre une détermination, il était le plus tourmenté des hommes.

Cette indécision, il l'a décrite dans ses « Confessions d'un enfant du siècle », où l'on voit Octave, incertain de ce qu'il va faire, ouvrir une bible et s'écrier en tombant sur le chapitre IX de l'Eclésiaste :

« Ainsi donc, et toi aussi tu doute, livre de l'espérance. »

Pendant son voyage en Italie avec George Sand dit M. Lefébure, ils hésitèrent entre Rome ou Venise, de sorte qu'ils les jouèrent à pile ou face. « Venise, face, retomba dix fois sur le plancher »... Dans « Il ne faut jurer de rien », Valentin veut jeter de même une pièce à pile ou face, pour savoir s'il aimera Cécile, puis changeant tout à coup d'augure : « Si elle tourne la tête de mon côté, je l'aime, si non, je m'en vais à Paris. »

Alfred de Musset, dit son frère, avait un goût particulier pour les oracles Virgiliens. Indécis jusqu'à sa mort, il se laissa emporter par le tourbillon des passions, et ne chercha jamais à se rendre compte de ce qui pouvait en advenir. Il ne mit aucun frein à ses extravagances de jeunesse, buvant, travaillant tour à tour, sans modération, minant sa santé et sa jeunesse, sans en tirer ni bonheur, ni profit véritable.

Il est vrai que cette indécision qui le faisait tourner à tous vents, le laissant aller sans but dans tous les coins de la vie, se retrouve dans son œuvre et en constitue un des charmes les plus puissants.

C'est l'imprévu dans ses *Nouvelles*, dans son *Théâtre*, qui rend ses œuvres admirables et suspend la curiosité du lecteur dans l'attente de situations toujours nouvelles et toujours imprévues.

Ce manque de volonté devait rendre Musset très suggestionnable et G. Sand ne se fit pas faute d'en abuser, quand pour détourner les soupçons du poète elle fit de la psychothérapie, lui persuadant qu'il avait été victime d'hallucinations et le menaçant de l'internement dans un asile d'aliénés s'il persistait dans ses accusations contre elle et Pagello.

Émotivité diffuse. — Pour être ainsi soumis aux moindres impressions, pour être tantôt ferme et viril et tantôt triste et découragé, il fallait qu'Alfred de Musset fût un émotif au dernier degré. Son tempérament de femme nerveuse le mettait à la merci d'influences qui n'auraient pas même été perçues chez un homme normal. Adèle Colin se souvient qu'un jour il rentra chez lui très surexcité : il venait de s'entretenir avec un voisin qui tout en causant n'avait cessé de se frotter les mains gantées de gros coton blanc. Ce frottement du coton avait porté le poète à un état d'énervement tel qu'il en pleurait en rentrant chez lui.

Sur la fin de sa vie, le poète se laissait encore plus facilement émouvoir qu'au temps de sa jeunesse et les larmes lui venaient aux yeux à la moindre impression. Cette émotivité touchait jusque parfois au surnaturel.

Rappelons-nous par exemple cette anecdote rapportée par A. Colin et qui montre jusqu'à quel point le poète était pathologiquement impressionnable.

Nous avions, dit la gouvernante, comme voisine dans la rue Rumford, une femme qui passait pour veuve, mais qui ne l'était pas, puisqu'un beau jour son mari lui revint très souffrant et demandant à être soigné... Un soir, tandis que M. de Musset dînait en ville, j'entendis, chez le voisin des cris, des pleurs... Je m'informai, et appris que le pauvre malade venait de rendre son âme à Dieu. J'écrivis aussitôt à M. Desherbiers de venir voir mon maître le lendemain, afin de le distraire et pour qu'il ne vît point les tristes spectacles qui suivent la mort, et dont il était toujours très impressionné. Je mis ma lettre à la poste et me couchai. Mais subitement je fus réveillée au milieu de la nuit par la sonnette de la chambre de Monsieur, qui tintait avec violence. — Je sautai au bas de mon lit et me précipitai chez mon maître. Jamais je n'oublierai le visage qu'il avait : pâle, convulsé, les yeux grandis démesurément et regardant fixement le pied du lit. « Là, dit-il, avec effroi, un croque-mort, le voyez-vous ? il a un drap noir sur le bras. Ah mon Dieu ! l'entendez-vous, il me parle, il me dit : « quand il vous plaira ». J'essayai d'élever la voix pour rompre cette hallucination et pris moi-même la place du spectre. Tant que je restai là, M. de Musset ne le vit plus, mais dès que je m'éloignais la vision revenait chaque fois plus nette. Je ne savais plus que devenir ; j'ouvris la fenêtre, mais la vision était toujours là. J'allumai toutes les bougies, mais le spectre ne bougeait pas. Enfin je repris ma place au pied du lit, la vision disparut, et M. Musset put se rendormir. Le lendemain M. de Musset me raconta son cauchemar avec de grands détails ; puis au milieu de la conversation, il me dit : « et à propos, notre voisin comment va-t-il ? Très bien, lui répondis-je, il est parti à la campagne ». Mais j'ai toujours gardé la conviction que cette nuit-là M. de Musset avait senti la mort venir chez notre voisin ».

Voilà évidemment une anecdote qui nous renseigne sur l'émotivité morbide diffuse d'Alfred de Musset.

Capable de se laisser impressionner et émouvoir par des phénomènes qui, chez la plupart des hommes, passent inaperçus nous pouvons émettre l'hypothèse que le poète était capable de percevoir certains messages télépathiques et d'en éprouver des impressions violentes qui dégénéraient chez lui en cauchemars, visions ou hallucinations.

Une autre forme sous laquelle se traduisait parfois son émotivité morbide c'est la violence des accès de colère auxquels il était sujet. La colère naissait chez lui pour des causes infimes, pour une virgule, pour un point qui n'étaient pas à leur place dans une édition de ses ouvrages : elle se calmait d'ailleurs brusquement et se terminait généralement par une crise de larmes. Si, vers la fin de sa vie, Musset eut des hallucinations, s'il eut de tristes pressentiments, nous pouvons du moins affirmer qu'en dehors de ses périodes de souffrances et de maladies, il n'eut jamais d'idées délirantes et ne se crut jamais en butte aux persécutions d'ennemis imaginaires.

A côté d'une émotivité diffuse, se place chez le poète une émotivité systématisée très nette.

C'est ainsi qu'il était facilement accessible à la peur. Nous savons qu'il craignait la mort, et si nous n'avons pu trouver trace de terreurs nocturnes dans l'histoire de son enfance rien ne nous prouve qu'il en ait été exempt.

Le poète avait également des phobies, des obsessions, des impulsions que nous étudierons plus amplement à propos de son alcoolisme, qui en constituait d'ailleurs la cause principale.

A l'étude de l'émotivité se rattache encore celle de la tristesse habituelle. Cette tristesse vague, cette douce forme de mélancolie qui le caractérisaient si bien, ont fait de lui, le plus séduisant, le plus incomparable des poètes. Il a bien dit lui-même :

Il est doux de pleurer, il est doux de sourire,
Au souvenir des maux qu'on pourrait oublier.

Et nous savons combien il gardait longtemps après que ses chagrins étaient endormis et que ses plaies étaient refermées, le souvenir douloureux de ses épreuves. Il aimait à caresser doucement les cicatrices qu'elles lui avaient laissées, non pas pour réveiller une ancienne souffrance, mais pour en ranimer seulement le souvenir, et pour ressentir cette vague tristesse que l'on éprouve fatalement quand la pensée, remontant dans le passé retrouve la trace d'anciens sanglots.

Cette tristesse languissante se rencontre à chaque page dans l'œuvre de Musset : c'est la perte de ses années de jeunesse, de ses illusions ; c'est le souvenir de ses amours, c'est la constatation de l'injustice du destin, qui attristent doucement son âme de poète.

A côté d'imprécations, de grands éclats et de cris déchirants, on aime à trouver dans son œuvre de ces charmants passages pleins de mélancolie, semblables aux dernières larmes qui coulent doucement, et que laissent derrière eux les spasmes violents des sanglots. Et l'on écoute avec recueillement cette strophe du *Rappelle-toi*.

Rappelle-toi lorsque les destinées
M'auront de toi pour jamais séparé
Quand le chagrin, l'exil et les années
Auront brisé ce cœur désespéré :
Songe à mon triste amour,
Songe à l'adieu suprême.
L'absence ni le temps ne sont rien quand on aime,
Tant que mon cœur battra,
Toujours il te dira
Rappelle-toi !

Chez un un être aussi impressionnable, il n'y avait que la force de l'habitude, c'est-à-dire une vie régulière, réglée par une autorité supérieure, qui put le faire échapper au vertige moral dont il souffrait sans cesse.

Et, en effet, par une sorte d'instinct de conservation et de réaction de défense, le malheureux poète cherchait à se créer des habitudes.

Il n'y réussissait d'ailleurs que trop bien ; une fois une habitude prise, c'étaient de véritables crises s'il était obligé d'y rien changer : il voulait toujours être conduit par le même cocher et le même attelage, frisé par le même coiffeur ; bref, il avait des manies, comme on dit dans le langage populaire.

Si la faculté d'habitude était grande chez Musset, il n'y avait pas d'homme, par contre. dont le sens pratique fut si peu développé.

Il ignorait les choses les plus élémentaires de la vie matérielle : un jour il toucha 5.000 francs qui lui revenaient d'une vente et son frère lui conseilla de placer cet argent en rentes sur l'État. Mais le poète de répondre :

Qui. moi! j'irais changer de bons gros écus contre des chiffons de papier, pas si sot, ma foi ! ce n'est pas sur l'État que je veux placer cet argent, mais dans mon armoire.

Une autre fois qu'il avait, par plaisanterie, enfermé sa gouvernante dans un cabinet noir, celle-ci, à l'aide d'un tournevis, démonta la serrure, et reprit sa liberté, au grand ébahissement de Musset qui se fit expliquer le mécanisme de cet instrument si simple et si couramment employé. Notre poète avait attendu l'âge de quarante-cinq ans pour apprendre ce qu'était un tournevis.

Le travail. — Alfred de Musset a tout fait comme en se jouant, même ses travaux les plus ardus. — S'il ne produisit pas jusqu'à la fin de sa vie, si même, après les dernières *Nuits*, son génie sembla épuisé, il continua toutefois à lire, ou à se faire lire tout ce qui paraissait, afin de tout connaître et de tout apprécier par lui-même.

Nous l'avons vu dans l'enfance, bon élève, avec une forte tendance à s'exciter au travail. Il lui fut cependant toujours impossible de produire un travail prolongé et soutenu : Cela s'explique par sa trop grande nervosité, et la rapidité avec laquelle il s'abandonnait au découragement :

Que de chefs-d'œuvre furent abandonnés de la sorte, par lui, en cours de route, parce qu'il ne possédait pas suffisamment de cette patiente volonté qui eut été nécessaire pour les mener à bien.

Alfred de Musset n'écrivait que sous le coup de l'inspiration ; or, la moindre chose, la visite d'un ami par exemple suffisait pour la briser.

Sa façon de travailler était d'ailleurs toute particulière. Avant de se mettre à l'œuvre, il avalait précipitamment une certaine quantité de boissons alcooliques et il en éprouvait une ivresse toute spéciale dont il a lui même fréquemment entretenu ses intimes. Sous l'influence de l'alcool il entrait dans une sorte de catalepsie à travers laquelle il entrevoyait distinctement tout ce qui se passait autour de lui, comme s'il l'eut vu d'un autre monde.

Il faisait son choix dans les images bizarres flottant à sa portée, comme un pêcheur qui jette sa ligne dans une eau poissonneuse. A mesure que ses matériaux lui parvenaient, il les rangeait dans son œuvre avec autant de sang froid et de facilité qu'un maçon perché sur son échafaudage. Artificiellement, mais violement concentrée, son imagination leur donnait sur place le dernier coup de ciseau, et telle était la netteté de sa mémoire que le lendemain, lorsque les fumées du poison s'étaient dissipées, il n'avait conservé d'autre souvenir que celui des vers composés la veille et qu'il écrivait sans retouches. Car du moment qu'il ne se trouvait plus sous l'influence de l'alcool, l'illustre poète n'était plus qu'un simple mortel, s'élevant à peine au-dessus du médiocre (D'ORCET).

A l'âge de trente ans, Musset, en tant que poète avait vécu. Au milieu des tempêtes de sa vie, il avait récolté une ample moisson de poésies, mais à dater de cet âge son œuvre était achevée. Il avait donné tout ce qu'il était capable de donner ; son cerveau fatigué était définitivement épuisé.

Heureusement dit M. Lefébure : « Il avait assez fait pour sa gloire. »

Jusqu'à sa mort ce qu'il écrivit ne fut plus guère qu'un pâle reflet de lumière, comparé à l'éblouissante clarté des œuvres de sa jeunesse ; mais il continua du moins à s'instruire et s'intéressa, jusqu'à la fin de ses jours, à la philosophie, à l'art et au mouvement littéraire de son siècle.

Dipsomanie et névropathie.

De tout ce que nous avons dit jusqu'à présent sur Musset, il ressort nettement que le poète fut, avant tout, un inégal, qui passait, dès sa prime jeunesse, de la vie la plus intense, des désirs les plus exaltés à la dépression morale consécutive à cette exaltation passagère elle-même.

La sensation de vide et d'inutilité qu'il éprouvait sans doute pendant ces phases de dépression purent très bien, à notre avis, le conduire à demander à l'alcool la force qui lui faisait défaut pendant ces périodes de vie ralentie.

Musset était donc, de par sa nature même, prédisposé à l'usage et à l'abus des excitants de toute espèce. Il demanda donc de bonne heure, à l'opium et à l'alcool, l'illusion d'une vie intense mais factice que son système nerveux trop faible et trop vite épuisé ne lui permettait pas de goûter autant qu'il l'eût désiré.

De bonne heure, à son époque, il eut donc la réputation d'un ivrogne et d'un débauché, et ses contemporains ne voulurent voir dans sa vie et dans son œuvre que le résultat de ses funestes excès.

La critique fut facile : le poète s'était si peu caché...

On le représenta n'écrivant pour la *Revue des*

Deux-Mondes qu'après réception d'une bouteille d'absinthe jointe à une certaine somme d'argent.

On agita comme un trophée les déclarations de George Sand elle-même, qui, soucieuse de se disculper du rôle qu'elle avait joué dans l'aventure de Venise, proclamait qu'elle avait cessé d'aimer le poète parce qu'il buvait et que l'ivrognerie, chez elle, ne pouvait en aucune façon laisser subsister l'amour.

On a fait beaucoup trop de bruit autour de cette funeste passion pour l'alcool ; on l'a surtout trop mal interprétée pour que nous consentions à laisser subsister dans l'esprit du lecteur l'idée que Musset ait pu être un ivrogne vulgaire, un débauché cynique qui se grisait d'une façon honteuse sans souci de son nom et de sa dignité personnelle.

Nous savons que Musset a bu depuis sa jeunesse jusqu'à sa mort ; le témoignage de tous ceux qui l'ont connu ne peut guère être mis en doute. Qu'il nous soit permis de rendre hommage, toutefois, au souci avec lequel sa vieille gouvernante, Adèle Colin, a cherché à nous donner le change en déclarant que son poète ne buvait que de l'eau coupée de vin. C'est de sa part une nouvelle preuve de la sollicitude avec laquelle elle défendit toujours la mémoire de son cher défunt.

Mais du moins qu'elle se rassure si nous affirmons pour notre part que Musset a bu jusqu'à sa mort. Bientôt nous lui dirons que ce besoin de boire était pour lui une maladie et que la maladie ne se reproche à personne.

Alfred de Musset était, nous l'avons dit, un de ces

dégénérés physiques qui n'ont pas la force de vivre, et c'est de l'étrange et triste manière que nous allons conter qu'il parvenait à se procurer l'excitation factice dont il ne pouvait se passer.

Il buvait des mélanges de bière, d'absinthe et de champagne, et c'est cette horrible mixture que les habitués de la Régence le voyaient chaque jour avaler d'un trait, au dire du docteur Cabanès, avec cette grimace de dégoût que provoque une médecine répugnante. « Assurément la sensualité ne jouait aucun rôle dans cette abominable intoxication. Une fois drogué de la sorte, Alfred de Musset s'établissait solidement contre le dossier du divan, allumait un cigare, puis un autre », et le poète continuait ainsi à fumer, arrivant au total effrayant de dix à quinze cigares dans une soirée.

Personne n'aurait osé troubler le poète dans sa rêverie. Le vide se faisait autour de lui. Il était seul avec sa pensée. A onze heures et demie, le garçon faisait avancer une voiture de louage, menait le poète par le bras, puis l'installait dans un fiacre. Il se laissait mener docilement à la maison ; sa vieille bonne l'accueillait et le couchait comme un enfant (Cabanès).

Pour un homme affaissé moralement, l'alcool est un stimulant énergique ; c'est ce qui nous explique qu'après ses chagrins, l'alcoolisme du poète se soit accentué considérablement. Lui-même, soit qu'il ait eu une sorte de honte d'avouer qu'il buvait déjà avant sa passion pour George Sand, soit qu'il ne se soit réellement rendu compte de sa funeste habitude que, lorsque l'exagérant à plaisir, il lui demanda des consolations, toujours est-il qu'il nous déclare très franchement, que c'est à dater de la trahison, dont il fut victime, qu'il s'est mis à boire, et s'est livré à la débauche.

Dans cette façon d'expliquer les choses, le poète fut évidemment sincère, mais très certainement sa perspicacité et sa finesse d'analyste furent ici mises en défaut. Nous pensons pour notre part que jusqu'à ce jour, il n'avait prêté aucune attention à ses excès, tant qu'ils n'avaient servi qu'à lui procurer cette excitation factice qu'un besoin organique et presque inconscient lui faisait chercher dans l'emploi des boissons alcooliques. Mais quand il commença à souffrir, il se mit à boire davantage, non plus pour s'en tenir à la phase d'excitation, mais pour en venir au deuxième degré d'intoxication alcoolique à la demi-anesthésie sensitivo-intellectuelle qui touche de près à la torpeur. « Il se traita alors, il l'avoue lui-même, comme un malade, buvant par force, comme s'il se fût agi d'un remède ordonné par un médecin, et déplorant la misère et les chagrins humains, qui se consolent de pareille façon ».

A cette époque, Musset but fréquemment jusqu'à l'ivresse totale, jusqu'au moment où, dit-il lui-même, la réflexion l'abandonnant, « il levait les yeux au ciel comme pour se dire adieu à lui-même ». Il semble même à cette époque de sa vie s'en être fait un point d'honneur.

C'est ainsi qu'un ami, le rencontrant un soir titubant le long des galeries du Palais Royal, lui demande ce qu'il fait, et où il va, et le poète de lui répondre : « voyez, je me reconduis ».

Il se dégradait alors à plaisir, voulant que chacun le sût, comme pour faire honte à celle qui était cause de pareils actes de désespoir.

Après un chagrin d'amour, les hommes de culture inférieure tuent celle qui les ont fait souffrir; lui, de sentiments nobles et élevés, se tuait lui-même dans cette sorte de suicide lent, mais sûr que constituait pour sa nature délicate l'abus immodéré de l'alcool.

Nous venons en somme de faire l'histoire de l'alcoolisme du poète depuis sa jeunesse, jusque vers l'âge de vingt-cinq ans. Chez lui sans doute, l'usage de l'alcool répondit primitivement à un besoin de l'organisme, mais, cet usage d'abord modéré, augmenta chaque jour, au fur et à mesure que la dépression morale en fit sentir davantage la nécessité.

Du moins nous savons que par une voie que nous ne pouvons saisir, peut-être, par suite d'une éducation voulue de sa cérébralité et d'une prédisposition spéciale de son intelligence, le poète trouva dans l'alcool l'inspiration que divers hommes de génie ont demandé parfois à d'autre excitants: nous savons que c'était l'eau-de-vie pour Edgar Poë, le vin pour Pierre Dupont et Hoffman, l'absinthe pour Verlaine, le café pour Voltaire, le haschich pour Baudelaire, l'opium pour Thomas de Quincey. Nous savons que Musset a cherché au début, dans l'alcool une simple excitation cérébrale. Qu'il lui ait demandé ensuite une consolation, qu'il ait transformé un peu plus tard les rêvasseries qu'il procure en œuvres de génie, il ne s'en est pas moins adonné à l'alcool sans réserve et sans frein, et l'habitude une fois prise, quand son cerveau vidé par tant d'excès n'a plus rien voulu produire, son organisme a continué à exiger le fatal poison, qui, tout en le tuant lentement l'aidait quand même à vivre.

Nous ne croyons pas qu'il eût été possible de le guérir de sa funeste habitude par un simple traitement moral. Il avait beau parfois jurer qu'il se corrigerait, il tenait parole quelques jours, mais bientôt retournait à ses mixtures; car la privation de son breuvage favori donnait lieu chez lui, comme chez tout alcoolique, à des phénomènes d'excitation maniaque et à un besoin impérieux de boire, qu'il ne pouvait surmonter.

La consommation d'alcool qu'il faisait habituellement, amena chez lui des phénomènes pathologiques, d'ordres variés, que nous retrouverons un peu plus loin, quand nous parlerons de ses hallucinations et des diverses manifestations de son état névropathique. Contentons-nous ici, de signaler chez lui l'absence d'un des signes habituels de l'alcoolisme chronique, nous voulons parler du tremblement.

Quant au reste, nous le savons déjà. Le résultat de ses excès ne devait pas se faire attendre. L'œuvre s'en ressentit la première : de bonne heure, la plus haute faculté de son intelligence, l'inspiration poétique s'atrophia. A l'âge de trente-six ans, il avait perdu son génie. Son organisme aussi perdit bientôt la santé, et le poète commença une longue période de maladie et de souffrance physique qui devait le conduire au tombeau à l'âge de quarante-sept ans.

Quelle était la nature de ce penchant à boire, qui

désola ainsi l'existence d'Alfred de Musset? A n'en pas douter, l'ivrognerie fut chez lui, une maladie, et nous ne pourrions comprendre, sans cela, comment un homme aussi supérieur, de goûts aussi raffinés, de nature aussi délicate a pu s'abaisser de la sorte, à se griser presque chaque jour.

Nous trouvons chez lui quelques symptômes habituels de la dipsomanie.

La dipsomanie se caractérise par une impulsion irrésistible de boire qui se produit par crises et d'une façon intermittente. L'accès dipsomaniaque est précédé de dépression intellectuelle ; à sa période d'état, il est caractérisé par l'absorption rapide et irraisonnée d'une quantité considérable de boissons alcooliques, qui produisent l'ivresse. L'accès terminé, l'ivresse une fois passée, c'est le dégoût de soi-même et le chagrin que procure le souvenir des excès auxquels on s'est livré.

Dans la façon de boire du poète, il y eut évidemment quelque chose d'analogue à la névrose dont nous parlons. Peut-être, quand il était jeune encore, sans le vouloir, et sans penser à mal, lui fit-on boire outre mesure dans quelques circonstances qui nous sont inconnues. Peut-être particuliément pendant ses vacances, ses oncle et tante, qui le recevaient chez eux, remplirent-ils trop souvent son verre ; comme on aimait à le faire à cette époque quand on recevaït chez soi des hôtes affectionnés. Tout cela est possible et il est probable même que son premier excès de boisson exerça une action prépondérante sur son organisme prédisposé et influença fortement la déclaration de cette sorte de dipsomanie qui, empirant chaque jour, devait le mener rapidement à l'ivresse journalière et volontairement acquise cette fois. Il semble, en effet, que sa dipsomanie ait été mitigée et qu'en maintes circonstances elle soit restée, en quelque sorte, sous le contrôle de la volonté.

Nous avons vu déjà et nous verrons encore plus loin qu'il a du moins mis à profit l'excitation spéciale que lui procurait l'usage de l'alcool et que nous lui devons ses œuvres les plus remarquables et les plus vibrantes. Mais nous sommes, malgré tout, intimement persuadés que si la manière de boire d'Alfred de Musset se rattache par quelques points à la dipsomanie, elle possède aussi un caractère raisonné qui indique d'une part la volonté d'oublier ses chagrins et d'autre part celle de se procurer la suprême consolation pour lui, la transformation en œuvres géniales des peines qu'il veut oublier.

A l'appui de cette thèse nous pouvons citer un sonnet qui ne figure pas dans son œuvre et qui fut remis en 1858 au frère du poète par Mme Jaubert.

Qu'un sot me calomnie, il ne m'importe guère
Que sous le faux semblant d'un intérêt vulgaire
Ceux même dont hier j'aurai serré la main
Me proclament ce soir ivrogne et libertin.

Ils sont moins mes amis que le verre de vin
Qui pendant un quart d'heure étourdit ma misère,
Mais vous qui connaissez mon âme tout entière
A qui je n'ai rien tu, même pas un chagrin,

Est-ce à vous de me faire une telle injustice
Et m'avez-vous si vite à ce point oublié ?
Ah! ce qui n'est qu'un mal, n'en faites pas un vice.

Dans ce verre où je cherche à noyer mon supplice,
Laissez plutôt tomber quelques pleurs de pitié
Qu'à d'anciens souvenirs devrait votre amitié.

Opium. — Un autre excitant dont Musset fit sans doute un usage parfois immodéré, c'est l'opium.

Nous avons vu que dans sa jeunesse il avait déjà cherché dans le troublant sommeil que produit ce narcotique quelques impressions comme les aimait sa nature nerveuse. Plus tard, quand sa période de production intense fut passée, quand il perdit la santé et souffrit de ces crises fréquentes, marquées de convulsions et d'attaques de nerfs, les médecins accentuèrent encore son mal en lui prodiguant l'extrait thibaïque à haute dose et produisant ainsi une intoxication surajoutée.

Adèle Colin en s'installant comme garde-malade auprès du poète, supprima radicalement l'usage de l'opium, auquel elle attribuait ses hallucinations; mais elle ne put, par contre, supprimer l'alcool que Musset très sobre chez lui, ne buvait qu'en compagnie lorsqu'il se trouvait dans un dîner ou au café.

Nous pourrions encore parler de l'abus d'un autre produit stupéfiant le tabac.

Musset fumait des quantités de cigares et cigarettes : souvent au milieu du repas, même avant le rôti, il se mettait à fumer et il n'acceptait une invitation à dîner qu'à la condition expresse qu'on le laisserait allumer une cigarette chaque fois qu'il le voudrait.

Cet abus de la nicotine put bien avoir un effet sur son système circulatoire et augmenter les phénomènes d'angine de poitrine dont il souffrait parfois d'une façon si violente.

Toutes ces intoxications réunies eurent un fâcheux effet sur son état névropathique et l'accentuèrent considérablement.

Nous allons étudier maintenant les diverses manifestations de son état pathologique et nous signalerons, s'il y a lieu, en cours de route, les manifestations qui se *rattachent plus particulièrement à l'alcoolisme.*

Névropathie. — Sur un terrain dégénéré qui suppose la psychose peuvent se développer des névroses qui, suivant les cas, se présentent sous des degrés divers de forme et de gravité. Au point de vue psychique, on catalogue les dégénérés en inférieurs, moyens et supérieurs, et quant au point de vue moteur, on divise les névrosés en épileptiques, hystériques et neurasthéniques.

Les manifestations de la dégénérescence psychique, c'est-à-dire des psychoses, se traduisent au degré le plus inférieur par le crétinisme et l'idiotisme, au degré moyen, par des signes très nets de faiblesse intellectuelle et au degré supérieur par certains symptômes qui se retrouvent chez Musset, tels que l'impulsivité psychique, l'instabilité mentale, l'aboulie et les obsessions.

Nous allons chercher si Musset fut un névrosé et à quelle forme de névrose nous pourrons le rattacher.

L'épilepsie suppose des impulsions brusques, et inconscientes ; l'hystérie conduit à des actes coordonnés, mais seulement subconscients, la neurasthénie enfin indique chez celui qui en est atteint, une intelligence et une conscience normales, mais une volonté insuffisante pour lutter longtemps contre les obsessions qui l'assiègent ?

IMPULSIVITÉ PSYCHIQUE. — Par cette manifestation, Musset se rattache de la façon la plus formelle au type des dégénérés supérieurs. Au cours de la biographie que nous avons donnée de lui, nous en avons déjà fourni des exemples nombreux. Cette impatience de jouir qui le poussait âprement à savourer d'un trait toute la vie est assez caractéristique, mais si nous voulons la saisir sous des traits encore plus fouillés, nous n'avons qu'à relire cette lettre où Mme Allan, après avoir fait un éloge sincère du poète, continue en disant :

Retournez la page et prenez le contre-pied, vous avez affaire à un homme possédé d'une sorte de démon, faible, violent, orgueilleux, despotique, fou, dur, petit, méchant jusqu'à l'insulte, aveuglément entêté, personnel et égoïste autant que possible, blasphémant tout et s'exaltant autant dans le mal que dans le bien (Lettre à Mme SAMSON TOUSSAINT).

D'où lui venait donc cette impulsivité psychique qui lui faisait tant de tort dans l'esprit de ses maîtresses, qui lui retira les sympathies de la princesse Belgiojoso, et l'amour de Rachel ? Tout cela dérivait d'une manifestation psychologique bien particulière, de l'obsession.

Musset avait l'obsession du mal.

Lisons ce qu'en a dit Sainte-Beuve : « Il ne sut pas d'avance préparer la deuxième moitié du voyage. Arrivé au sommet de la montagne, le dégoût l'avait saisi, il ne sut que haïr la vie : du moment qu'elle n'était plus la jeunesse sacrée ».

Sainte-Beuve a raison, mais à notre avis, il ne donne pas la note absolument juste.

En réalité, Musset, après les chagrins qu'il s'était d'ailleurs attirés de gaîté de cœur par sa disposition trop grande à un enthousiasme irraisonné, avait acquis une fâcheuse tournure d'esprit : celle de voir la trahison, la méchanceté, la fourberie, le mensonge dans tous les actes humains. C'était l'obsession du mal qu'il a analysée d'une façon si saisissante dans la deuxième partie de sa *Confession d'un enfant du siècle*.

Cette obsession était contrôlée par son intelligence supérieure, il saisissait bien nettement l'abîme où elle l'entraînait. Il comprenait qu'elle causerait des ruptures douloureuses avec des maîtresses toutes disposées à l'aimer, mais sa volonté était la plus faible et il ne pouvait résister à ses obsessions.

Son peu de volonté revêtait bien la forme de l'aboulie, signe particulier de la dégénérescence psychique. Mais nous en avons parlé précédemment au chapitre du caractère, et nous ne voulons pas y revenir ici.

Par son instabilité mentale, Musset était encore un dégénéré supérieur. Ses inquiétudes de longue durée sa perplexité habituelle, son extrême émotivité, sa pusillanimité traduisaient en effet un état mental défectueux. Il en était d'ailleurs de même de sa façon d'aimer.

Pour devenir fou d'amour, il faut avoir un amour de fou, a dit M. Féré. Or les passions amoureuses de Musset n'étaient pas celles de tout le monde; elles avaient quelque chose d'exalté et d'anormal qui touchait à la folie.

Nous venons d'employer un grand mot, la *folie*, et pourtant nous sommes intimement persuadés que la raison de Musset eût fini par sombrer, si des à-coups trop violents étaient venus ébranler son esprit déjà déséquilibrée: Si vers l'âge de trente-six à quarante ans, par exemple alors que, découragé, il s'affaissait brusquement au point de vue intellectuel, si à cette époque, abandonné à ses seules forces, il avait dû se préoccuper des soucis de la vie matérielle, se livrer à la lutte pour la vie et en affronter toutes les difficultés et tous les ennuis, nul doute que son cerveau eût été incapable de faire les frais d'une pareille dépense d'énergie, et ne se soit rapidement déréglé. Heureusement pour lui, la maison de santé qu'il craignait par-dessus tout, ne lui ouvrit jamais ses portes. Il le dut au dévouement de ceux qui l'aimèrent vraiment. Il le dut principalement à Adèle Colin qui le soigna comme un enfant, et à force de douceur, de tact et de savoir-faire, lui permit de se laisser vivre sans autres soucis que ceux qu'il voulait bien se créer lui-même.

Nous avons donc au point de vue psychopathique, classé Musset parmi les dégénérés supérieurs. Il nous reste à savoir maintenant si sur ce terrain psychopathique vint se greffer une névrose à type comitial, hystérique ou neurasthénique.

M. Charles Maurras a affirmé que Musset dans son enfance était sujet à des crises d'épilepsie. Il nous est bien difficile à notre époque de contrôler cette assertion.

L'enfant épileptique en effet, ne prend ordinairement ses crises que la nuit, loin des yeux de ses parents, et la seule trace qu'il en reste le lendemain matin, c'est un peu de bave sanguinolente sur l'oreiller de l'enfant, la trace d'une miction involontaire d'urine et la marque d'une morsure plus ou moins nette sur la langue.

Ces détails encore inconnus au temps ou vivait le poète n'ont jamais été signalés, peut-être parce qu'ils n'avaient pas attiré l'attention.

Nous mettons donc en doute les crises épileptiques dans l'enfance de Musset, mais nous reconnaissons cependant qu'il eut à cette époque deux manifestations qui peuvent y faire songer. D'une part l'impulsion inconsciente dont il nous a donné un exemple typique le jour où il cassa la glace du salon.

D'autre part, cet état mental propre aux épileptiques, qui se manifestait chez lui par cette tendance marquée à s'accuser des fautes secrètes qu'il avait pu commettre.

Si une fois la période d'enfance passée nous ne trouvons plus chez Musset de symptômes se rattachant à l'épilepsie, nous constatons, du moins, le développement sur ce terrain dégénéré qu'il constituait, des manifestations de l'hystérie et de la neurasthénie.

Pour ce qui concerne l'hystérie, nous ne savons pas si Musset en eut les signes somatiques scientifiquement admis, tels que anesthésie et hyperesthésie cutanées, rétrécissement du champ visuel, dyschromatopsie. Il n'eut jamais de paralysies ni de crises de la grande hystérie, mais il présenta des troubles mentaux particuliers à cette classe de névrosés.

Les hystériques sont capricieux, pleurent et rient presque sans motif, et leur caractère est très versatile. Parfois, les idées mélancoliques prédominent et peuvent même les conduire au suicide. Ils agissent souvent pour des motifs futiles et ont de plus une tendance marquée à grossir leurs sensations, et à les rendre d'une façon plus fortes qu'elles n'ont été perçues. Enfin ils sont sujets à l'hypnose et à la fascination.

Ne trouvons-nous pas là, dans cette énumération rapide des troubles mentaux liés à l'hystérie, bien des manifestations présentées par Musset au cours de son existence. Dans son enfance, le plaisir qu'il prenait à s'hypnotiser à l'aide du cadre d'or qui brillait aux rayons du soleil, cette fascination extraordinaire qu'il nous décrit lui-même dans le *Tableau d'église*, sont des manifestations de la tendance à l'hypnose, qui caractérisait le poète; l'apparition du poète à lui-même dans bien des cas que nous avons signalés, était également chez lui une des formes de l'état second et de la désintégration mentale.

Le tempérament poétique, d'après M. Lefébure, est

dû à l'exaltation des facultés sensibles et se modèle à peu près sur le type hystérique.

« Le plus souvent, c'est une hystérie saine, gardant la conscience pour témoin et la volonté pour régulateur. »

Musset, avec sa faculté d'enrégistrer violemment les sensations qu'il reçoit, avec sa disposition à les grossir, à les transformer en obsession, finit par les réaliser devant ses yeux avec un aspect et des couleurs propres à son tempérament, et les rend, grâce à son intelligence, avec une profusion de détails et dans une forme qui donne la mesure de son génie poétique.

Lorsqu'il était malade, ces manifestations s'accentuaient encore davantage et ses impressions grandissaient au point de devenir pour lui des évènements considérables : c'est ce qui a pu faire dire à ceux qui ne saisissaient pas sa nature morbide, que rien n'était sérieux chez lui et que son cœur soupirait sur commande.

Du type *neurasthénique*, Musset se rapprochait également par sa tendance aux obsessions, aux impulsions et aux phobies.

L'obsession est une manifestation cérébrale d'ordre intellectuel ou affectif, qui s'impose à la conscience, en dépit des efforts de la volonté, interrompant ainsi pour quelque temps ou par intermittences, le cours régulier des opérations intellectuelles. L'obsession donne lieu à des impulsions qui sont des actes consciemment accomplis, sans que la volonté ait pu les inhiber (Magnan et Legrain).

C'est bien là un des caractères propres des neurasthéniques, qui comprennent leurs actes, assistent à leur exécution. mais ont une volonté trop faible pour les diriger.

La phobie n'est qu'une obsession négative, et se rattache, partant, à la définition que nous avons donnée de l'obsession.

C'était bien poussé par une impulsion involontaire dont il se désolait ensuite, que Musset quittait une maîtresse adorable et adorée, pour aller se griser et s'amuser avec la première rodeuse venue. C'était bien par impulsion qu'il donnait son cœur à tant de femmes successives ; un simple étonnement causé par une femme quelconque devenait aussitôt chez lui une obsession contre laquelle il luttait peu ou pas du tout, et aboutissait rapidement à l'amour impulsif que nous connaissons.

Musset se rapprochait encore du type neurasthénique par sa variabilité d'humeur et sa difficulté de s'adapter au milieu (nous savons qu'il aimait à vivre sans chaîne et sans entrave), par ses périodes d'exaltation et de dépression consécutive, par ses tendances à l'hypocondrie, par le manque d'harmonie de ses facultés, par son émotivité et sa sensibilité excessives, et enfin par ses tendances aux rêveries et aux idées romanesques qu'accentuaient encore les excès auxquels il se livrait.

Voilà donc au point de vue psycho-névropathique ce qu'était Alfred de Musset ; et nous verrons plus loin comment il a transformé en œuvres de génie les manifestations morbides dont il était l'objet.

Epileptique très douteux dans l'enfance, mais

hystéro-neurasthénique bien certainement par la suite, Musset présenta d'autres manifestations cérébrales développées sur son terrain dégénéré sous l'influence de certaines causes, particulièrement d'origine toxique.

Nous allons donc étudier maintenant les hallucinations dont il fut l'objet, et nous terminerons ce chapitre de pure pathologie par l'analyse de ses phénomènes de télépathie, de ses pressentiments et de sa superstition.

Nous aurions pu, il est vrai, traiter de la télépathie au chapitre de la sensibilité, elle s'y rattachait en effet logiquement ; nous aurions pu de même traiter de la superstition au chapitre du raisonnement, mais nous avons préféré indiquer d'un trait dans un chapitre unique toutes ces manifestations morbides sans nous occuper des facultés psychiques auxquelles elles se rattachent.

Illusions. — « Ce sont des perceptions qui altèrent les qualités de l'objet perçu et le présentent à la conscience sous une forme autre que la forme réelle » Les divers exemples d'illusions que nous pouvons citer chez Musset, c'est par exemple lorsque malade il prenait le traversin pour un chef de brigands, les fauteuils, les coussins pour des personnages avec lesquels il entamait de longues conversations.

Hallucinations. — « Ce sont des troubles sensoriels caractérisés par des perceptions subjectives que n'a amenées aucune excitation extérieure ; ce sont en un mot des perceptions sans objet ». Les hallucinations sont primitives ou secondaires. Les secondaires sont l'expression des idées délirantes et elles existent chez les aliénés le plus souvent à l'état permanent. Chez Musset, elles étaient simplement primitives, c'est-à-dire qu'elles étaient conscientes, tenues par le malade pour des phénomènes pathologiques et rectifiées par son jugement aidé du témoignage de ses autres sens. Elles étaient encore hallucinations primitives parce que, au début survenant chez un névrosé à l'occasion de la plus minime intoxication, elles avaient augmenté peu à peu de fréquence au fur et à mesure que les poisons alcooliques et autres avaient imprégné davantage son cerveau déjà malade. Et vers la fin de sa vie les troubles de circulation dus à son insuffisance aortique avaient encore agi par répercussion sur les reins et le foie et produisant ainsi une nouvelle intoxication avaient fini par faire du poète un visionnaire presque permanent. A ce moment là il touchait bien près de la folie, nous avons déjà dit que le léger déclanchement qui eût été nécessaire pour en arriver là avait pu être évité grâce aux soins dont on entoura ses dernières années et il garda jusqu'à la fin, malgré tout, la merveilleuse lucidité de son intelligence.

Illusions, hallucinations, Musset fut donc soumis à ces deux manifestations de la désintégration mentale et nous avons déjà raconté quelques anecdotes caractéristiques à ce sujet.

Ses hallucinations furent visuelles et auditives. L'histoire du cadavre, entrevu à la leçon d'anatomie qui, revenant de temps à autre accompagné d'une procession macabre, se montrait à lui pendant son travail, est un exemple d'hallucinations visuelles. Il en eut bien d'autres encore, surtout à la fin de sa vie : l'histoire de l'employé des pompes funèbres qui lui apparut la nuit du décès de son collocataire, enfin, tout ce qu'a dit Mme Colet, qui le connut deux années avant sa mort, nous prouve que le poète était un visionnaire hanté par les spectres des morts aussi bien que par l'ombre des vivants.

Mme Colet, dans son roman intitulé *Lui*, prête au poète les paroles suivantes : « Je revois toujours ceux que j'ai aimés, soit que la mort, soit que l'absence m'en sépare, ils reviennent obstinément dans ma solitude où je ne me sens jamais seul. Ce sont surtout les femmes qui ont ému mon cœur ou que j'ai pressées dans mes bras qui m'apparaissent et m'appellent ; elles ne me causent aucun effroi, mais une sensation singulière et comme inconnue à ceux qui vivent. Il me semble, aux heures où cette communication s'opère, que mon esprit se détache de mon corps pour répondre à la voix des esprits qui me parlent... »

Ces visions se reproduisirent jusqu'au jour de sa mort où, quelques heures avant de rendre le dernier soupir, il disait encore : « C'est fabuleux comme j'ai le don d'évoquer le théâtre de ma vie. Ceux qui ont joué un rôle avec moi sont là sous mes yeux, les morts comme les vivants. »

Il fit alors, pour ainsi dire, une revue funèbre de tous ceux qu'il avait connus ou aimés dans sa vie, et, après une somnolence, se soulevant il dit : « N'entendez-vous pas ? C'est le roi des aulnes... » Les assistants n'entendaient rien ; le poète était alors victime d'une hallucination auditive comme il en avait fréquemment depuis qu'il était devenu presque sourd(1).

Ses hallucinations auditives étaient surtout musicales, et il les écoutait avec un véritable recueillement d'artiste ; mais il lui arrivait aussi d'entamer des conversations avec les objets inanimés qui l'entouraient. Il entendait la réponse de ces objets et en faisait part à ceux qui le veillaient.

Comme toute hallucination les visions de Musset étaient uniquement le résultat de sa subconscience ; elles n'étaient pas les manifestations d'idées neuves qui auraient germé en lui. Elles venaient simplement du travail de son polygone ou psychisme inférieur automatique, qui, à son insu, avait ruminé, élaboré des impressions déjà perçues, mais n'avait rien créé de nouveau.

Ses hallucinations n'étaient donc pas pour lui les manifestations d'un monde suprahumain source à laquelle il aurait puisé son inspiration. Elles ont été simplement perçues par son intelligence, et celle-ci, aidée de son génie, les a interprétées et rendues sous la forme géniale que nous connaissons.

Superstition, fétichisme. — Manifestation anormale de la faculté de raisonnement, la superstition nous explique la futilité des mobiles qui firent parfois

(1) Nous avons fait remonter sa surdité à son paludisme ancien et à son alcoolisme. — G. Itard, dès 1810, a signalé l'otite moyenne pendant les accès aigus de paludisme et la lésion à longue échéance chez les anciens paludéens du système nerveux de l'oreille. — Weber Liel, Orne Green, Ferrièri ont fait depuis les mêmes constatations.

agir le poète et nous savons combien volontiers il prenait pour un avertissement du ciel les petits incidents qui marquaient le cours de son existence.

Une autre forme de sa superstition, c'est son fétichisme qui lui faisait garder religieusement une foule d'objets tel que le médaillon de sa première maîtresse, le peigne cassé de George Sand, la plume brodée par Sœur Marcelline... S'il eût vécu à notre époque, peut-être l'aurait on vu portant à sa chaîne de montre des médaillons bourrés de trèfles à quatre feuilles, et les poches toutes pleines de sous troués.

Pressentiments, télépathie. — Musset présentait à un haut degré cette manifestation pathologique de la sensibilité. Superstitieux comme il l'était, il avait des pressentiments, et ses pressentiments prenaient parfois une telle vivacité, qu'ils revêtaient alors une forme hallucinatoire et aboutissaient à des phénomènes de télépathie.

Comme pressentiment simple c'étaient des sensations spéciales, qui lui faisaient prévoir par exemple la visite d'un ami, ou bien encore un chagrin, un plaisir, un malheur.

Comment devons-nous donc considérer ce qu'on appelle les pressentiments ?

Nous allons tenter d'en donner une explication qui n'étant basée que sur des hypothèses pourra dès lors nous attirer bien des objections.

L'homme connaît le monde extérieur au moyen de ses sens, et ce qu'il sait est partant fort restreint.

Supposons qu'il acquière tout à coup des sens nouveaux. Ses vues s'étendront immédiatement dans des proportions considérables. Il découvrira de nouvelles lois, il trouvera même peut-être que les lois qu'il connaît aujourd'hui sont régies par d'autres lois plus concises; et, remontant ainsi de loi en loi jusqu'à la perfection absolue, il aboutira peut-être à une loi, unique sans doute, capable de se traduire par une simple formule et dirigeant tout l'univers. Peut-être qu'alors il se rendra compte que tous les phénomènes de la nature découlent les uns des autres et que tout phénomène quelque faible et varié qu'il soit, produit une répercussion définie sur tous les systèmes de l'univers... Il verra peut-être par exemple qu'une explosion produite en Amérique, amène chez un Français habitant Paris, par l'intermédiaire de phénomènes variés une réaction quelconque, si petite soit-elle, un clignement d'œil par exemple, un mouvement involontaire, la vibration d'une fibre sensitive de l'oreille, n'importe quoi en somme. Étant dans le domaine des hypothèses, nous pouvons tout supposer.

A l'heure actuelle, chez l'homme d'aujourd'hui, il est bien évident que si cette réaction existe, (ce qui est probable), elle est tellement infime, que nous ne la sentons pas... mais cela ne veut pas dire qu'elle n'est pas perçue et partant susceptible de donner naissance à des idées auxquelles leur caractère subconscieux ne nous permet en temps normal de prêter aucune attention.

Mais, que par suite d'un état nerveux spécial, d'une sensibilité plus grande, un homme soit plus apte que ses semblables à vibrer à la moindre impression, nous allons le voir ébranlé à un degré de plus par cette vibration transmise à longue distance que, pour plus de simplicité, nous allons appeler le message télépathique.

Le choc se répercutant sur ses cellules nerveuses donnera naissance à des idées, qui pourront prendre des forces suffisantes pour sortir de l'ombre du subconscient d'une façon plus ou moins distincte. Mais ces idées pour être un peu conscientes, pourront quand même être très vagues ; de même que dans la nuit on prend facilement un rocher pour un homme, un arbre pour une église, etc., de même l'idée suggérée par le message télépathique en raison de son peu de netteté, pourra s'interprèter d'une façon défectueuse. Elle donnera naissance alors à ce qu'on appellera de faux pressentiments en raison de l'absence de rapports entre eux et la réalité.

Si au contraire, elles sont interprétées ou plutôt devinées conformes à la réalité, par le fait d'un raisonnement intime, discutant les probabilités en faveur d'une interprétation ou d'une autre ; si encore le massage télépathique a influencé un système nerveux plus sensible et lui a suggéré, en quelque sorte, des idées plus nettes et plus faciles à analyser : le pressentiment sera exact : il aura un correspondant dans la réalité et sera forcément confirmé par l'évènement.

Pour préciser passons en revue quelques-uns des phénomènes télépathiques dont Musset fut l'objet au cours de sa vie.

Un jour, dit Mme Martelet, alors qu'il était encore bien portant, il se promenait avec deux de ses amis et tous trois causaient joyeusement, lorsque, passant sous un guichet du Louvre, les deux jeunes gens virent le poète s'arrêter et pâlir. « N'entendez-vous pas leur dit-il à voix basse? — Quoi, qu'avez-vous ? qu'entendez-vous ? reprirent-ils inquiets — et le poète, saisi d'un léger tremblement ajouta : « J'entends une voix qui me dit : « Je suis assassiné au coin de la rue Chabanaix », Les deux amis partirent de rire. — Ah, c'est là ce que vous avez entendu ; ce n'était pas la peine de nous faire peur pour une pareille sottise. Mais Musset paraissait si troublé, si anxieux ; son visage trahissait tant d'épouvante qu'un de ses amis proposa d'aller voir si rien d'insolite ne se passait rue Chabanaix. On partit, on pressa le pas ; les deux compagnons pris d'une crainte vague restaient silencieux tandis que le poète murmurait de temps en temps : « C'est affreux, j'entends ses cris ». On se dirigeait du côté de la rue Chabanaix lorsque les trois jeunes gens rencontrèrent une civière contenant un homme tout ensanglanté. Ils s'arrêtèrent interdits et demandèrent quel était cet homme que l'on emportait. On leur répondit que c'était un malheureux garçon qui venait d'être assassiné au coin de la rue Chabanaix et qui avait rendu le dernier soupir. Les trois amis suivirent le cortège funèbre au commissariat, mais aucun d'eux ne reconnut le mort.

Dans un cas de ce genre, au dire de M. Lefébure, la captation du message télépathique rappelait le phénomène des courants induits. En réalité, cela nous fait songer à la télégraphie sans fil, où deux postes vibrent à l'unisson dans certaines conditions déterminées.

Nous pourrions rapporter une foule considérable de faits télépathiques dont Mme Louise Colet a recueilli les aveux de la bouche du poète lui-même.

Telle cette voix qui lui dit un jour à l'oreille, pendant un dîner de famille : « J'ai faim, j'ai grand faim ». Le poète sortit de table et vit devant lui l'ombre d'une ancienne maîtresse qui continua à lui répéter qu'elle avait faim. Il suivit cette ombre dans la rue, mais bientôt la vision disparut ; la voix se tut subitement : ce moment correspondait à un changement de situation dans la vie de cette femme, comme Musset put le contrôler un peu plus tard (*Mimi Pinson*).

Une autre fois Musset avait fait connaissance aux bains de mer d'une jeune Anglaise qu'il chanta sous le nom de Miss Smolen dans son poème du *Saule*.

Cette jeune fille, qui se savait phtisique, lui avait dit un jour : « Dans deux ans, à l'automne, quand je « devrais mourir, je serai à Paris, ne l'oubliez pas ; « au lieu d'un tombeau de marbre blanc, je veux un « beau chant de vous pour m'ensevelir. Je resplen- « dirai à jamais dans vos vers et je serai bien joyeuse ».

Deux ans après Musset était au Vaudeville quand une main se posa sur la sienne ; il vit devant lui l'ombre de la jeune Anglaise et entendit ces mots : « Pourquoi donc m'oubliez-vous ? » Le poète sortit du théâtre, précédé de l'ombre qui venait de lui apparaître. Celle-ci le conduisit rue de Rivoli, le fit entrer dans une maison qu'il ne connaissait pas, et ne s'évanouit que lorsqu'il se trouva dans la chambre mortuaire où la jeune fille venait de rendre le dernier soupir en disant à sa vieille tante : « Le voici, le voici qui arrive ».

> Paix profonde à ton âme, enfant, à ta mémoire !
> Adieu ! ta blanche main sur le clavier d'ivoire
> Durant les nuits d'été ne voltigera plus !

C'est dans ces vers admirables que survit aujourd'hui le souvenir de Miss Smolen.

Une autre fois encore Musset entendit tout à coup, à un bal de l'ambassade d'Autriche, une voix qui lui disait à l'oreille : « Je veux un tombeau ». Cette voix le poursuivit. Bientôt l'ombre d'une ancienne prostituée qui l'avait tenté un soir, lui apparut et se suspendit à son bras, répétant toujours : « Je veux un « tombeau, j'ai été souillée par assez de chair et d'os-« sements durant ma vie, je veux être seule sous la « terre ».

Toute la nuit Musset fut obsédé par cette hallucination auditive.

Le lendemain, machinalement, sans y penser, il alla voir un de ses anciens camarades, interne à la Salpétrière. Le jeune homme était en train de disséquer la pauvre femme dont la veille au soir le souvenir l'avait à ce point obsédé.

Ces phénomènes sont typiques. N'est-ce pas encore lui qui disait à ses amis : « Si vous venez me voir et que je ne sois pas là, vous vous assoirez dans mon fauteuil ; en rentrant j'y trouverai votre ombre. »

Quelles théories élever sur de pareils faits ; car ces faits ne peuvent être mis en doute ; tous ceux qui ont connu le poète les ont confirmés. Ils marquent un phénomène pathologique de la sensibilité, mais la science ne s'est pas encore prononcée sur cette question.

Les poètes et les âmes simples, l'ont expliqué par des phénomènes surnaturels. Adèle Colin qui vit un soir le cordon de sonnette s'agiter tout seul suivant à dix centimètres de distance, les mouvements de la main du poète, « nous dit également qu'elle a fait parler les tables tournantes, et que Musset lui a toujours répondu et donné de bons conseils. Elle est intimement persuadée de sa protection efficace (D'après Cabanès).

Qu'y a-t-il de vrai dans tout cela? Nous n'y trouvons pas d'explication scientifique, mais nous ne pouvons pas non plus admettre selon une délicieuse image empruntée à M. A. Brisson, que l'âme des poètes revient planer aux lieux qui leur furent chers et se manifeste volontiers à ceux qu'ils ont aimés durant leur vie.

L'œuvre. — Le génie.

Au cours des différents chapitres que nous venons de traiter nous avons fréquemment emprunté à l'œuvre de Musset des phrases, des pensées, des situations qui derrière leur forme littéraire n'en constituaient pas moins des documents précieux, capables de nous renseigner sur la psychologie de leur auteur.

Sans aucun doute, l'œuvre de Musset prend dans bien des cas la forme d'une auto-observation où toujours quelques personnages sont faits à son image : Il leur prête ses idées, ses sentiments, ses passions, il leur prête surtout avec une netteté scientifique assez grande, les diverses réactions, les divers phénomènes morbides dont il fut lui-même l'objet. Nous avons traité suffisamment jusqu'alors des diverses réactions sensitives et intellectuelles qu'il a dépeintes dans son œuvre; nous voulons maintenant nous borner aux manifestations pathologiques que nous y avons rencontrées, et indiquer autant que possible la façon dont il les a observées, interprétées et dépeintes. Et sur la fin de notre chapitre, si nous avons pu démontrer que Musset a décrit dans son œuvre des états pathologiques non étudiés avant lui, si nous avons pu prouver qu'il a ouvert aux intelligences à venir, des voies psychologiques encore inexplorées, alors nous saluerons en lui un novateur qui posséda par le fait même une des qualités essentielles inhérantes au génie.

L'intelligence et la sensibilité du poète lui faisaient découvrir en lui-même, une foule de choses, qui seraient passées inaperçues chez un malade vulgaire.

Musset dégénéré supérieur et névropathe nous a laissé une foule d'auto-observations parfaitement prises et rédigées sous une forme littéraire admirable. C'est donc dans ces observations que nous allons chercher les divers états pathologiques qu'il nous a décrits.

Opium, alcool. — Alfred de Musset était un opiophage et un alcoolique. A l'âge de dix-huit ans il écrivit son *Anglais mangeur d'opium* qui n'était autre chose qu'une confession personnelle.

Au cours de son œuvre il ne semble pas avoir fait d'autres allusions aux effets de l'opium, bien que fréquemment il lui ait demandé le sommeil qui le fuyait et lui rendait les nuits si pénibles.

Par contre, il a parlé de l'alcool en maintes circonstances sans s'étendre toutefois bien souvent sur les effets qu'il produisait sur lui.

> Mon verre est tout petit, mais je bois dans mon verre,

a-t-il dit quelque part, mais il nous laisse supposer que pour suppléer à la petitesse de son verre il le remplissait plus fréquemment.

Alfred de Musset nous a parlé quelquefois du

genre d'excitation cérébrale qu'il demandait à l'usage de l'alcool. Il y cherchait l'isolement, sans lequel la pensée ne peut se concentrer avec toute la force dont elle est capable. Mais, l'intoxication aiguë, c'est-à-dire l'état d'ivresse, ne lui fut certainement pas inconnue; il nous l'a dépeinte d'une façon qui ne nous permet pas d'émettre un doute à ce sujet. Il n'y a pas en effet dans toute son œuvre, de passage plus caractéristique que celui où, Fantasio et Spark discutant philosophie, se mettent subitement à boire coup sur coup un nombre irraisonnable de verres de vin.

Il n'y a plus d'autel, il n'y a plus d'amour, dit Fantasio. Vive la nature, il y a encore du vin.

(*Il boit*).

SPARK. — Tu vas te griser.

FANTASIO. — Je vais me griser, tu l'as dit.

SPARK. — Il est un peu tard pour cela.

FANTASIO. — Qu'appelles-tu tard? Midi est-ce tard? Minuit est-ce de bonne heure? Où prends-tu la journée. Restons là Spark, je t'en prie. Buvons, causons. Analysons, raisonnons, faisons de la politique, imaginons des combinaisons de gouvernement, attrapons tous les hannetons qui passent autour de cette chandelle, et mettons-les dans nos poches. Sais-tu que les canons à vapeur, sont une belle chose en matière de philanthropie?

SPARK. — Comment l'entends-tu.

FANTASIO. — Il y avait une fois un roi qui était très sage, très heureux, très heureux...

SPARK. — Après?

FANTASIO. — La seule chose qui manquait à son bonheur, c'était d'avoir des enfants; il fit faire des prières publiques dans toutes les mosquées.

SPARK. — A quoi en veux-tu venir?

FANTASIO. — Je pense à mes chères Mille et une Nuits:

c'est comme cela qu'elles commencent toutes. Tiens, Spark, je suis gris, il faut que je fasse quelque chose. Tra la, tra la, allons levons nous.

(*Un enterrement passe*).

Oh braves gens, qui enterrez-vous là? Ce n'est pas maintenant l'heure d'enterrer proprement.

Les Porteurs. — Nous enterrons St-Jean.

Fantasio. — St-Jean est mort? le bouffon du roi est mort? qui a pris sa place? le ministre de la justice?

Les Porteurs. — La place est vacante, vous pouvez la prendre si vous voulez.

Spark. — Voilà une insolence que tu t'es bien attirée, à quoi penses-tu d'arrêter ces gens?

Fantasio. — Il n'y a rien là d'insolent, c'est un conseil d'ami que m'a donné cet homme, et que je vais suivre à l'instant.

Spark. — Tu vas te faire bouffon de la cour.

Fantasio. — Cette nuit même, si l'on veut de moi. Puisque je ne puis coucher chez moi, je veux me donner la représentation de cette royale comédie qui se jouera demain, et, de la loge du roi lui-même.

Spark. — Comme tu es fou, on te reconnaîtra et les laquais te mettront à la porte. N'es-tu pas filleul de la feue reine?

Fantasio. — Comme tu es bête, je me mettrai une bosse et une perruque rousse comme St-Jean, personne ne me reconnaîtra, quand j'aurais trois douzaines de parents à mes trousses.

(*Il frappe à une boutique*).

Hé brave homme ouvrez-moi si vous n'êtes pas sorti, vous, votre femme et vos petits chiens.

Un Tailleur (*ouvrant la porte*). — Que demande votre seigneurie?

Fantasio. — N'êtes-vous pas tailleur de la cour?

Le Tailleur. — Pour vous servir.

Fantasio. — Est-ce vous qui habilliez St-Jean.

Le Tailleur. — Oui monsieur.

Fantasio. — Vous le connaissiez. Vous saviez de quel côté était sa bosse. Comment il frisait sa moustache, et quelle perruque il portait?

Le Tailleur. — Hé, hé monsieur veut rire.

Fantasio. — Homme, je ne veux point rire ; entre dans ton arrière-boutique, et, si tu ne veux pas être empoisonné demain dans ton caffé au lait, songe à être muet comme la tombe sur tout ce qui va se passer ici.

Toute cette scène est typique. Les excentricités, les extravagances commises sous le coup de l'ivresse y sont dépeintes d'une façon remarquable. Il est vrai que Musset ne dépeint là que la première phase de l'intoxication, c'est-à-dire la griserie. Pour ce qui concerne, par contre, les phénomènes dus à un état plus accentué d'excitation alcoolique, le poète n'en parle pas, et nous ne voyons pas dans son œuvre l'alcoolisme aigu poussé aux phases d'aliénation mentale et de délire.

Cela tient à ce fait que Musset cherchait le plus souvent dans l'emploi des liqueurs fortes cette excitation cérébrale de la première phase, qui se traduisait chez lui par une hyperactivité de l'intelligence, par une plus grande aptitude au travail consolateur.

Il s'en était bien rendu compte lorsqu'il disait :

> En se plaignant on se console,
> Et souvent même une parole
> Nous a délivré d'un remords.

Intoxication chronique. — Les résultats de l'intoxication chronique ont été fréquemment décrits chez Musset. Nous ne pensons pas cependant qu'il ait jamais compris la relation de cause à effet, qui existait entre son alcoolisme chronique et ses hallucinations, ses impulsions, ses phobies. Cela lui eût été d'autant plus difficile que dès l'enfance il avait été sujet à ces états pathologiques qui devaient s'accentuer plus tard sous l'influence de ses excès.

Dès l'enfance, Musset eût des visions ; à toutes les grandes crises de sa vie, il fut l'objet d'hallucinations.

« Dans son œuvre, dit M. Lefébure, il trouve tout naturel, toutes les fois que les passions de ses héros arrivent à leur paroxysme, de nous représenter un visionnaire. C'est pour lui une conséquence logique de l'état mental où se trouve le personnage ».

Dans la *Nuit de Décembre*, le poète nous met au courant d'une hallucination qui le poursuivait depuis son enfance :

Du temps que j'étais écolier,
Je restais un soir à veiller
Dans notre salle solitaire.
Devant ma table vint s'asseoir
Un pauvre enfant vêtu de noir.
Qui me ressemblait comme un frère.

Son visage était triste et beau
A la lueur de mon flambeau
Dans mon livre ouvert il vint lire.
Il pencha son front sur ma main
Et resta jusqu'au lendemain
Pensif avec un doux sourire.

C'était un phénomène d'autélépathie, un dédoublement du soi que cette apparition du poète à lui-même dans toutes les grandes crises de sa vie. Et il dit plus loin encore :

Partout où j'ai voulu dormir,
Partout où j'ai voulu mourir,

Partout où j'ai touché la terre,
Sur ma route est venu s'asseoir
Un malheureux vêtu de noir
Qui me ressemblait comme un frère.

Cette sorte de vision, dit M. Lefébure, qui a lieu surtout dans les cas maladifs, n'indique chez Musset qu'une des formes de l'état second et de la désintégration mentale. Elle ne lui présageait rien de bon, ni de mauvais, si bien que le poète la subissait sans la comprendre. Il voulait y voir le symbole de la solitude, c'est-à-dire, de l'isolement produit par l'extase qui sépare du monde extérieur, par l'espèce d'anesthésie qu'elle amène.

Les hallucinations sont de diverses sortes, suivant le sens qu'elles affectent particulièrement. Chez lui, elles furent spécialement visuelles et auditives..

Au début de la *Nuit de Mai*, le poète, sous le coup de la violente émotion poétique qui l'étreint, décrit deux hallucinations consécutives, l'une visuelle, l'autre auditive.

Comme il fait noir dans la vallée
J'ai cru qu'une forme voilée
Flottait là-bas sur la forêt.
Elle sortait de la prairie,
Son pied rasait l'herbe fleurie,
C'est une étrange rêverie
Elle s'efface et disparaît.

Et plus loin, quand la muse élève le ton, quand sa voix qui s'affermit appelle avec plus d'insistance l'attention du poète, celui-ci tend l'oreille et continue ainsi :

Pourquoi mon cœur bat-il si vite.
Qu'ai-je donc en moi qui m'agite,
Dont je me suis épouvanté.
Ne frappe-t-on pas à ma porte ?
Pourquoi ma lampe à demi-morte

M'éblouit-elle de clarté ?
Dieu puissant, tout mon corps frissonne.
Qui vient, qui m'appelle? personne.
Je suis seul. C'est l'heure qui sonne.
O solitude ! O pauvreté !

Dans les deux passages qui précèdent, nous assistons à la naissance, puis au développement de la perception hallucinatoire dont le poète est l'objet : nous assistons à l'éclosion de plus en plus nette de l'inspiration poétique ; à l'apparition de la Muse qui va le bercer et lui dicter, dans des vers admirables, des paroles de consolation.

La Muse, chez Musset, est une fiction créée de toutes pièces par son imagination de poète. Elle n'en constitue pas moins, chez lui, une hallucination, mais une hallucination maintenue continuellement sous le contrôle de la raison. Ce n'est pas là, d'ailleurs, un fait unique dans sa vie, car il était sujet aux hallucinations ainsi contrôlées. En maintes circonstances, il eut des visions, de l'irréalité desquelles il se rendit parfaitement compte, et qu'il étudia en curieux, comme il eut étudié des phénomènes extérieurs à sa propre personne.

Nous avons parlé de l'extériorisation dont il se plaignait dans la *Nuit de Décembre*. Il nous montre un phénomène de même nature dans son drame de Lorenzaccio, lorsqu'il fait apparaître à la mère du jeune homme, le spectre de son fils vivant.

Dans sa pièce des *Caprices de Marianne*, Cœlio et Octave, quoique dissemblables sur bien des points se reconnaissent frères, et Octave regardant Cœlio assassiné dit : « C'est moi qu'ils ont tué ». On y voit aussi Octave chercher à se tenir compagnie en évoquant l'image de son double, pendant que seul il boit sous la tonnelle.

Mais il est une particularité nerveuse sur laquelle Musset insiste le plus volontiers dans son œuvre, parce que, comme nous l'avons vu au chapitre précédent, elle se manifeste chez lui d'une façon constante, c'est ce phénomène télépathique particulier qui constituait chez lui le pressentiment.

Le poète croyait au lien intime, qui unit l'homme les choses et les événements, et ses personnages principaux étaient comme lui assaillis de pressentiments.

Ecoutez Octave dans les *Confessions d'un enfant du siècle*. Il s'entretient avec son ami Desgenais de son aversion pour la débauche.

Il y eut entre nous un moment de silence. L'heure sonna, je pensai tout à coup qu'il y avait juste un an, qu'à pareil jour, à pareille heure, j'avais découvert que ma maîtresse me trompait. Entendez-vous cette horloge, m'écriai-je, l'entendez-vous ? Je ne sais ce qu'elle sonne à présent, mais c'est une heure terrible et qui comptera dans ma vie. Je parlais ainsi dans un transport et sans pouvoir démêler ce qui se passait en moi.

Mais presque au même instant un domestique entra précipitemment dans la chambre, il me prit la main, m'emmena à l'écart et me dit tout bas : « Monsieur, je viens vous avertir que votre père se meurt. »

Nous trouvons la même description des pressentiments dans *Frédéric et Bernerette*.

Frédéric était assis près de la cheminée ; un pétillement du feu, et un jet de flamme le firent tressaillir. Par un bizarre effet de la mémoire, il se souvint tout à du coup jour où il s'était trouvé assis avec Bernerette près de la cheminée d'une petite chambre. Je laisse à commenter ce hasard à ceux dont l'imagination se plait à admettre que l'homme pressent sa destinée. Ce fut en ce moment qu'on remit à Frédéric une lettre timbrée de Paris qui lui annonçait la mort de Bernerette.

Dans la pièce d'*André del Sarto*, Lucrèce, dont le mari vient de se suicider, raconte à son ami Cordiani que son cheval s'est cabré en quittant la ville, et elle ajoute : « En vérité, tous ces pressentiments funestes sont singuliers ». Un instant après on lui apprend la mort d'André.

Dans les *Caprices de Marianne*, Cœlio qui vient de faire part à son ami Octave de son amour pour Marianne et des difficultés qui s'opposent à ce qu'il l'entretienne de son amour, dit à Octave qui lui offre de parler en sa faveur à la belle capricieuse.

— « Je ne sais ce que j'éprouve, non ne lui parle pas.

Octave. — Pourquoi ?

Cœlio. — Je ne peux dire pourquoi, il me semble que tu vas me tromper.

Et le pressentiment est en partie justifié; Octave qui s'était moqué du pressentiment de son ami, fait bien involontairement d'ailleurs, la conquête de la jolie femme.

Mais une des études les plus caractéristiques du pressentiment chez Musset, se trouve évidemment rapportée dans le « Roman par lettre ».

Cette nuit je suis descendu dans le parc, elle y était, je me suis approché d'elle, elle a fermé un livre qu'elle tenait à la main. — « Croyez-vous aux pressentiments, m'a-t-elle dit. — Oui certes, ai-je répondu. — Vous arrive-t-il, a-t-elle continué, de passer dans une rue et de vous dire, tout à coup, voilà telle personne de connaissance. (Le Précurseur similaire). On s'approche et l'on s'aperçoit que l'on s'est trompé; cent pas plus loin on rencontre la personne qu'on avait cru reconnaître et qui était à une distance beaucoup trop grande pour qu'on pût l'apercevoir. — Il m'est arrivé cent fois, lui dis-je de sentir que tel de mes amis viendrait dans la soirée, sans aucun motif de l'attendre.

Nous venons de décrire deux états pathologiques importants que nous avions découvert dans sa vie, et que nous venons de retrouver dans l'œuvre du poète.

Nous savons aussi, qu'au cours de son existence, Musset fut sujet à des obssessions et même,de temps à autre, à des impulsions.

MM. Magnan et Legrain dans leur ouvrage intitulé *Les Dégénérés* ont donné une définition scientifique de ces deux états. L'obsession, pour eux, est une manifestation cérébrale d'ordre intellectuel ou affectif, qui s'impose à la conscience en dépit des efforts de la volonté, interrompant ainsi pour quelque temps ou par intermittence le cours régulier des opérations intellectuelles.

Quant à l'impulsion c'est un acte accompli consciemment, mais qui n'a pu être inhibé par un effort de la volonté.

Alfred de Musset avait été dès son enfance, sujet à des impulsions dont nous avons déjà parlé précédemment. Les obsessions étaient presque continuelles chez lui, et dans son œuvre nous trouvons la trace qu'ont laissé sur son esprit de pareils états pathologiques.

Le chevalier des Arcis, dans *Pierre et Camille*, est littéralement obsédé par l'idée qu'il a comme fille une enfant sourde et muette. Pour lui comme pour ses contemporains, la surdi-mutité est un signe de la colère divine, et ceux qui en sont atteints inspirent plus d'horreur que de pitié. Le chevalier ne pense donc absolument qu'au malheur qui a frappé sa descendance ; il se creuse l'esprit pour découvrir ce qui a pu lui attirer une telle punition d'En Haut, et cette obsession qu'il ne peut vaincre le pousse à demander à l'isolement et à la solitude un peu de cette tranquillité morale qui lui manque depuis si longtemps.

Dans la *Confession d'un enfant du siècle*, Musset nous fait part de l'obsession du doute qui le poursuivait jusque dans ses amours, et nous montre comment sa nature soupçonneuse a fini par lasser la patience de Brigitte Pierson et par briser à jamais l'amour qu'elle éprouvait pour lui.

A côté des phénomènes psycho-pathologiques que nous avons relevés dans l'œuvre de Musset, nous avons trouvé à chaque instant des manifestations de cette versalité d'humeur qui constituait un des caractères principaux de sa personnalité.

Dans chacune de ses pièces il nous dépeint un des côtés de sa nature changeante.

Tour à tour il fut le tendre Cœlio, l'épicurien Octave, le frivole Valentin, le rieur Fantasio, le passionné Fortunio, et enfin le philosophe de la

Confession d'un enfant du siècle. Il eut aussi à ses heures la crânerie d'un Dom Paez, l'insolence railleuse des personnages des *Marrons du feu*, la verve amusante de Mardoche.

On peut s'étonner que l'auteur ait pu successivement passer par des états d'âme aussi divers. Dans les *Caprices de Marianne*, nous voyons un Octave éloquent, gai, insouciant, et qui représente sans contredit l'auteur lui-même. Et pourtant tournons la page : le poète revit dans Cœlio, ce timide amant « à l'exaltation plaintive, aux passions contenues ».

Quel mystérieuse métamorphose s'est donc produite ? Paul de Musset se charge de nous en donner l'explication : « L'amour, dit-il, avait le don de le transformer. Une fois amoureux, Alfred passait incontinent d'un rôle à l'autre. Des peines d'amour que ressent un ami on se console aisément, on les prend en philosophe, mais des siennes on ne rit plus. » On souffre bel et bien, et Musset abandonnait rapidement le rôle d'Octave pour prendre celui de Cœlio.

Toutes ces scènes d'amour que le poète étale devant nos yeux, ces passions naissantes avec leurs douces rêveries, cet amour partagé accompagné de tendres mutineries, cet amour contrarié avec sa douloureuse volupté, cet amour déçu avec ses imprécations et ses blasphèmes; tout cela défile devant nos yeux sur la scène, rappelant dans sa désolante vérité l'éternelle destinée des sentiments humains.

L'œuvre de Musset, c'est Musset lui-même ; c'est lui que nous retrouvons encore sous les traits de ce mauvais sujet de Fantasio qui se moque de tout, et surtout de ce qui est respectable, mais, qui garde quand même une noblesse et une fraîcheur de sentiments qui l'adoucit, qui l'émeut sincérement lorsqu'il se trouve en présence de l'humble bonheur de la vie de famille, devant l'innocence, devant la pureté de l'enfant.

Les scènes de débauche qu'il nous a dépeintes, il les avait vécues. Ces dégoûts, ces aversions il les avait éprouvés quand, sortant des bras d'une courtisanne, il sentait tout le vide de son existence.

Et tout cela il l'a écrit sous l'inspiration du génie sans se soucier des règles de l'art poètique. Il l'a écrit avec une rhétorique à sa façon, qui dédaignant la rime, tenait compte uniquement du rythme. Il s'est moqué des poètes de talent qui lui ont reproché sa façon d'écrire, il a répondu à ceux qui l'accusaient de plagiat que c'est imiter quelqu'un que de planter des choux.

Poète vraiment supérieur il s'est distingué du premier coup de ceux-là qui, se soumettant aux lois avec servilité, et le proclamant avec orgueil, peuvent se croire autorisés à découvrir, chez lui, des négligences de langage, une incohérence des images, des fautes de français qui, à leur sens, annulent les plus beaux vers. Ces poètes critiques dont nous parlons, peuvent avoir du talent; en réalité, ils ne jugent que d'après eux-mêmes, et d'après ce qu'ils ont produit. Ce qui leur manque pour comprendre l'art de Musset, c'est le génie qui fait les grands poètes.

La beauté de la poésie ne réside pas en effet chez

Musset dans un vers pris isolément ; elle réside bien plutôt dans l'équilibre et la conduite harmonieuse des périodes. Peu lui importe la rime riche : s'il s'était attardé à la chercher, jamais il ne serait parvenu à nous communiquer, avec tant de grâce, ses propres émotions.

Il s'est donc distingué des autres poètes jusque dans la forme et cela donne à ses œuvres un cachet spécial qui défie à jamais toute tentative d'imitation.

Son théâtre est toujours joué, depuis 1848, ses diverses pièces, dont pas une pourtant n'avait été écrite pour la scène, continuent à paraître dignement au répertoire du Théâtre Français ; c'est que dans son théâtre le poète s'est montré un psychologue de premier ordre, et que les états d'âme qu'il y a dépeints trouvent toujours des échos dans quelque coin caché du cœur humain.

Son théâtre est aujourd'hui et sera demain toujours nouveau, et c'est l'avis des littérateurs et critiques modernes, que seul, parmi tous ceux du XIXe siècle, il survivra et gardera sur la scène la place d'honneur qu'il a méritée.

Un dernier mot maintenant pour répondre aux attaques dont l'œuvre du poète fut parfois l'objet.

On l'a taxé d'immoralité parce que, avouant publiquement ses débauches, il leur avait rattaché en partie l'état maladif dans lequel il était de bonne heure tombé.

Qu'y a-t-il d'immoral là dedans ? le poète tout en avouant ses débauches ne s'en reconnait pas complètement responsable. Il attribue les désordres de sa vie à un état pathologique congénital, resultat des émotions que dut ressentir sa mère pendant la période troublée des guerres de l'empire.

Son explication n'est peut être pas exacte, elle prouve du moins qu'il se rendait bien compte des anomalies de sa nature. Entrainé à la débauche par une force plus puissante que sa volonté, il comprit quand même nettement la dégradation physique et morale à laquelle elle le conduisait. Ecoutons-le s'écrier :

> Ah ! malheur à celui qui laisse la débauche,
> Planter son premier clou sous sa mamelle gauche.

Et plus loin, rendons-nous compte de la façon dont il accuse l'impiété, d'avoir détruit en lui les derniers liens moraux, qui auraient pu le retenir sur la pente où le précipitait sa prédisposition morbide.

Un écrivain qui, parlant de la débauche trouve de tels accents pour la flétrir, et nous montre avec tant de sincérité à quels malheurs, à quels chagrins elle peut mener, un pareil écrivain ne peut être taxé d'immoralité.

En montrant à la jeunesse la cause de ses souffrances il lui indique l'écueil qu'il lui faut éviter, il la fait profiter de sa propre expérience, et la met en garde contre les entraînements funestes qui peuvent en peu de temps flétrir une vie toute entière.

GÉNIE

Nous avons vu au cours des différents chapitres de cette étude de quelle façon nous devons comprendre les facultés psychiques d'Alfred de Musset. La sensibilité, le caractère, l'intelligence, c'est-à-dire ce qui constitue à proprement parler l'état mental de chacun ont été étudiés chez le poète au double point de vue philosophique et médical.

Nous avons montré comment le poète se rattachait aux lois générales de la psychologie et de quelle façon il s'en éloignait, dans un sens ou dans l'autre pour constituer le tout original que nous connaissons. Nous devons chercher maintenant si ce tout fût simplement original ou si, au contraire, il ne s'éleva pas supérieurement au-dessus de la foule pour revêtir dans ses manifestations littéraires, le caractère génial qu'on tend de jour en jour à lui reconnaître davantage.

Au point de vue scientifique, on considère que pour être géniale, une intelligence doit remplir les diverses conditions que nous allons énumérer :

Il lui faut tout d'abord un acquis considérable, c'est-à-dire des connaissances nombreuses et variées dans leur forme et leur destination, connaissances enregistrées dans un coin de la cérébralité et susceptibles de revenir facilement, grâce à une mémoire fidèle et puissante.

Il faut comme autre condition que la faculté d'association des idées s'étende largement au subconscient, c'est-à-dire que, sans effort apparent, sans effort volontaire surtout, les idées s'engendrent en foule les unes les autres, s'amassant devant l'esprit comme des fleurs devant le fleuriste qui saura en tirer un bouquet aux formes et aux couleurs harmonieusement fondues.

Pour arriver à un tel résultat, le fleuriste devra posséder un don d'observation et de jugement suffisants pour qu'il puisse reconnaître ce qui doit être beau et ce qui doit choquer l'œil dans l'accotement des diverses fleurs dont il dispose. De même pour l'intelligence, il lui faudra ces deux qualités maîtresses poussées à un haut degré de perfection, afin de faire une sélection judicieuse parmi les idées qu'une association spontanée et rapide amène en masse devant l'esprit.

Don d'observation, jugement ferme et sûr, sont donc deux conditions indispensables à la production d'œuvres géniales. Mais il faut encore que les conceptions auxquelles elles donnent naissance, soient des conceptions tout à fait nouvelles pour l'époque à laquelle elles voient le jour ; il faut que ces conceptions représentent, en quelque sorte, un progrès dans un domaine quelconque, sur le niveau intellectuel de la race et de la nation auxquelles appartient l'homme de génie qui les a produites. Il faut donc en somme, que cet homme de génie, soit un avant-coureur (1) qui, à une distance plus ou moins grande, précède son siècle et sa génération, leur trace la voie, et émette des idées qui seront celles de tout le monde dans un nombre d'années quelconque, variable suivant que la puissance de son Génie lui aura permis d'aller porter plus ou moins loin, dans le domaine de l'avenir et de l'inconnu, le drapeau autour duquel se grouperont peu à peu, dans leur marche constante, les intelligences des hommes.

(1) Le professeur Lacassagne l'appelle un Progénéré.

Incompris donc au début, l'homme de génie sera la plupart du temps dédaigné de ses contemporains. La masse ne marche que lentement, et seule, une élite restreinte se groupera d'abord autour de lui, mais l'époque à laquelle triompheront ses idées, il ne la verra pas le plus habituellement : la gloire ne lui viendra que lorsqu'il sera mort.

Telle est la nouvelle et dernière qualité que doit posséder l'homme de génie ; il lui faut le sens de l'avenir, résultat peut être, chez lui, du développement anormal de certaines cellules nerveuses qui doivent exister chez tout homme et représentent, jointes aux qualités héréditaires de sa race, le déterminisme auquel le condamnent les antécédents de cette race elle même.

Tout homme en effet, est fils du passé et père de l'avenir; c'est un anneau sur la grande chaîne ininterrompue, il suit, involontairement et inconsciemment, l'impulsion donnée ; mais l'impulsion est plus ou moins vive, la marche est plus ou moins rapide, suivant que des hommes de génie viennent à certaines époques et en plus ou moins grand nombre, lui dévoiler la route à suivre.

Alfred de Musset eût-il toutes les qualités que nous venons d'énumérer, et qui permettent de faire de celui qui les possède un homme de génie ?

Dans le genre auquel il se cantonna, nous pouvons affirmer que le poète eut des connaissances nettes et étendues.

Nous avons vu tout au long quelle était sa façon de travailler ; avec quelle ardeur, mais aussi avec quelle conscience, il étudiait les systèmes les plus ardus de la philosophie, et comment, dès le collège, « il retournait de cent manières les questions traitées, pénétrant au fond et concluant dans un sens nouveau ». Procédant de la même façon, il passa au dire de son frère tour à tour, de Descartes à Spinoza, puis aux philosophes nouveaux par Cabanis et Maine de Biran.

Dans ses études artistiques, comme dans ses études littéraires, il procéda encore de même, s'enthousiasmant d'abord, étudiant ensuite, discutant à fond et se faisant en fin de compte une idée bien personnelle sur toute chose.

Être de sentiment, vibrant d'une façon intense à la moindre impression, Alfred de Musset avait enregistré dans sa mémoire, le souvenir d'une foule d'états d'âme qui d'ordinaire ne se gravent pas pour longtemps chez des individus quelconques. A force de s'étudier lui-même, à force de s'analyser, il était devenu supérieurement documenté sur tous les phénomènes de psychologie intime, naissant au cours des diverses passions, qui assaillent sans cesse le cœur de l'homme.

Il savait donc beaucoup, ce jeune poète, qui avait tant vu, tant senti, tant étudié, tant creusé sa propre nature. Et les associations d'idées qui se passaient en lui, acquéraient par ce fait même, une vigueur de pensée qui leur permettait de revêtir, à proprement parler, toutes les formes de l'inspiration poétique.

L'inspiration poétique n'est pas une chose vaine ; en effet, elle n'est pas née de rien, comme au hasard ;

elle est le résultat de l'accumulation en foule des faits observés par l'homme de génie, des sensations, des sentiments innombrables qu'il a éprouvés au cours de son existence, et comme nous le disions tout à l'heure, elle possède encore des rapports intimes avec la race à laquelle il appartient, avec le milieu dans lequel il évolue.

Toutes ces sensations, toutes ces idées enregistrées, déposées dans la mémoire, reparaissent à l'heure voulue, avec une intensité variable, sans que le sujet se trouve obligé pour cela de faire un effort volontaire de quelque nature. Bien au contraire, chez l'homme de génie, c'est d'une façon inconsciente et partant sans fatigue, que se produit l'association des idées : tout se passe en réalité dans la subconscience ; les idées arrivent, revêtent la forme visuelle ou auditive, suivant les cas, et l'homme de génie n'a qu'à les sélectionner pour aboutir à la création de son œuvre.

Chez Alfred de Musset tout nous indique que ce mode d'élaboration était le seul qu'employât le poète. Paresseux en temps ordinaire, il n'écrivait rien s'il n'avait pas l'inspiration. Or, l'inspiration pour lui était cet état particulier, voulu ou non, pendant lequel, isolé du monde extérieur, il laissait les idées s'unir entre elles, l'assaillir en masse, comme pour l'inviter à quelque création poétique.

Cet état, la plupart du temps le poète le provoquait. La cause initiale il est vrai, était toujours une émotion vive, qui réveillait les échos de son cœur et marquait le début de l'inspiration. Mais l'inspiration commencée, il ne la laissait pas livrée à ses seules forces, et, c'est à l'alcool qu'il demandait l'excitation cérébrale capable de la porter au maximum de perfection qu'elle pouvait atteindre. C'est du reste la sensation de cet état état de chose, de cette inspiration sans effort qui avait amené le poète à la conception de l'être immatériel qui lui dictait ses plus beaux vers, à la délicieuse fiction de sa Muse qui le visitait aux heures de poésie intense, lui tenait lieu de compagne et de sœur et le consolait quand il désespérait de tout.

Nous avons dit que pour créer, l'homme de génie est obligé de faire un choix judicieux parmi toutes les idées qui lui viennent à l'esprit, et pour cela, il lui faut une puissance extraordinaire d'observation et de jugement.

Il en résulte, pour lui, un don d'intuition, une sorte de faculté de divination qui lui fait pressentir ce qu'il faut faire et ce qu'il faut éviter, pour mener à bien l'œuvre qu'il veut créer.

Si donc Musset a, d'une façon aussi merveilleuse, rendu palpables les émotions qu'il éprouvait, c'est, qu'à sa faculté de sentir fortement, se joignait chez lui, un jugement solide qui l'a conduit à la découverte d'une forme poétique et théâtrale, capable de traduire, en émouvant violemment le lecteur, ou le spectateur, tout ce que renfermait d'amour, de tendresse et de mélancolie sa pauvre âme douloureuse.

La quatrième condition, celle du sens de l'avenir est sans doute plus difficile à distinguer dans la vie et dans l'œuvre d'Alfred de Musset. Nous savons que son premier livre ne fut qu'une gajeure de jeunesse destinée à montrer ce qu'il pouvait faire, mais qu'au point de vue de l'élévation et de la valeur des pensées, il était des plus médiocres.

Dans son second livre, au contraire, Musset, tout en empruntant sa forme en partie à Lamartine, s'est donné lui-même avec une sincérité telle qu'il a montré à nu la plaie dont devaient souffrir après lui deux ou trois générations.

Dans son théâtre, également, il a rendu saisissables aux yeux de tous « les faiblesses de la chair et de l'esprit » dont beaucoup d'âmes, plus obscures, devaient souffrir par la suite. Si, en somme, il nous faut reconnaître qu'il n'a pas sensiblement fait avancer l'humanité, nous voyons du moins qu'il a fait un sérieux effort vers le nouveau, dans le domaine du sentiment et dans la manière de l'exprimer. Si encore nous découvrons dans l'œuvre de Musset, une tendance à une nouvelle façon de penser et d'agir, nous devons faire remarquer que cette tendance est en somme très localisée au genre qu'il a traité, puisque son rôle s'est borné, en grande partie, à dépeindre des états d'âme propres à lui et à des personnages livrés comme lui sans défense à tous les entraînements de leurs passions.

Et pourtant il nous faut reconnaître que maintes fois il s'est élevé au-dessus des individus, pour embrasser d'une vue d'ensemble des questions générales de haute importance, pour les traiter avec un rare mérite, et en tirer pour l'avenir des conclusions précises, qui devaient se réaliser plus tard.

Nous l'avons vu, dans *Rolla*, montrant d'un trait de génie, les religions, leur gloire et leur ruine; le genre humain et ses destinées.

Nous l'avons vu, dans le *Conte de Simone*, préoccupé du mauvais chemin que prenait toute la littérature de son temps, et prévoyant déjà que l'avènement définitif du « roman-feuilleton » allait bientôt fausser le goût du lecteur et porter un coup funeste à la vraie, à la saine littérature.

Mais un fait capital, dans lequel le sens de l'avenir revêt chez le poète un caractère vraiment prophétique, c'est l'anecdote suivante que nous rapporte Paul de Musset : « Les poètes, dit Paul, ont par moment une sorte de seconde vue ; quand ils expriment ce qu'ils sentent, ils nous apprennent ce que nous sommes capables de sentir sans pouvoir l'exprimer ; quand ils se donnent la peine de regarder, ils voient des choses que nos yeux ne distinguent pas »; et continuant ainsi, le biographe nous apprend que son frère, par une foule d'inductions, en vint à prévoir qu'à la suite de l'expédition de Crimée, surviendrait bientôt un changement radical dans les destinées de l'Italie.

Ce qui est juste, avait dit le poète, n'est pas aussi difficile qu'on le pense. On n'empêche pas de pousser les rameaux de l'arbre de la vie ; et il y a au-delà des monts un peuple qui demande à vivre... L'intelligence tient par la main la liberté. Peut-être, elle n'est pas loin, cette liberté, si longtemps attendue, car elle marche par des chemins qu'on ne connaît pas. Du haut du dôme de Milan et du Campanile de Saint-Marc, on la verra quelque jour paraître à l'horizon. La minorité pensante et la majorité souffrante marchent dans les ténèbres de la lutte à la conquête de nouveaux cieux et d'une terre nouvelle.

Qui songerait maintenant à refuser à Musset le caractère génial que l'on reconnaît habituellement à son intelligence lumineuse ; scientifiquement démontré, le génie du grand poète, n'est plus guère discutable.

Nous avons vu en étudiant ses états pathologiques, à quels symptômes de dégénérescence son génie s'est allié ; ces symptômes peuvent être considérés, non pas comme une conséquence de son génie, mais comme une rançon que lui demandait la nature, pour le niveau intellectuel supérieur auquel elle l'avait placé.

Pour le Dr Binet-Sanglé, le génie poétique, semblable en cela, à la religiosité serait un signe de dégénérescence. D'après lui, sans diminuer la valeur sociale de l'individu, la condition anatomique de ces symptômes semblerait consister dans l'asymétrie, dans la difformité de ce peloton de conducteurs, qu'est le cerveau. La condition physiologique de ces mêmes symptômes résulterait de l'inégalité de répartition du potentiel nerveux. Certaines régions du cerveau, supportant de faibles pressions, d'autres étant le théâtre de courts-circuits intenses.

Pour M. Lefébure, le tempérament poétique est « une hystérie saine, gardant la conscience pour témoins et la volonté pour régulateur. La dissociation ne s'accentue, d'une manière spéciale, que dans certains cas, lesquels ont le mérite de donner aux faits, par là même, un grossissement qui en facilite l'étude ».

Pour nous, sans vouloir chercher quelle est la nature exacte du génie poétique, sans vouloir discuter s'il relève déjà de la névrose, nous voulons simplement indiquer de quelle façon, on peut le rattacher, de près ou de loin, aux phénomènes morbides qu'a présentés Alfred Musset.

Nous avons vu que l'inspiration si féconde chèz le poète, lui avait fait trouver la fiction de la Muse. Nous dirons encore que de l'association des idées, arrivant dans les conditions que nous avons indiqnées, c'est-à-dire, inconsciente et sans fatigue, devaient résulter pour lui, deux vues bien distinctes l'une de l'autre, et partant, un dédoublement de la personnalité, qui, poussé trop loin, aboutit au délire ou à la folie.

Le poète des *Nuits* fut dès lors, par une conséquence toute naturelle de son génie même, un véritable visionnaire, qui « se cherchait et se perdait sans cesse » et se métamorphosant en ses propres conceptions, croyait à leur réalité et nous en faisait part dans son œuvre.

C'était la nuit surtout, période d'activité maxima du subconscient, que le poète composait : l'inspiration prenait à ce moment des proportions considérables, et c'était l'heure où il créait sous le coup d'émotions violentes produites par l'hyperactivité de sa conscience inférieure.

Mais alors son cerveau fatigué sans cesse, recevant à tous moment des chocs d'une violence extrême, était un terrain tout préparé pour recevoir les germes de psycho-névroses que nous avons signalés chez lui.

Son génie, qui l'a élevé au-dessus de la foule, lui a fait chèrement payer pendant sa vie, la gloire à laquelle elle le conduisait. Lui-même s'en était rendu compte. Il nous l'a dit dans des vers admirables, au cours de la *Nuit de Mai.*

> Poète, c'est ainsi que font les grands poètes ;
> Ils laissent s'égayer ceux qui vivent un temps,
> Mais les festins humains qu'ils servent à leurs fêtes,
> Ressemblent la plupart à *ceux des pélicans.*

CONCLUSIONS

I. Alfred de Musset fut avant tout un malade, et nous en trouvons la preuve, non seulement dans le témoignage de ses contemporains, mais encore dans les confessions personnelles qu'il fait à chaque instant dans son œuvre.

II. Ses antécédents héréditaires sont très peu chargés au point de vue pathologique. Il compte, par contre, parmi ses ascendants, bon nombre de lettrés et d'érudits.

III. Musset, dès l'enfance, s'est montré extrêmement irritable, mélancolique et très inégal de caractère. Il a commencé ses premiers excès alcooliques vers l'âge de la puberté, et les a continués toute sa vie. Il a également abusé de l'opium et du tabac.

IV. C'e fut un être très sentimental, dans la vie duquel l'amour joua un grand rôle.

V. Sans volonté aucune, il ne chercha jamais à réagir contre les impulsions de sa nature nerveuse.

VI. Sur ses symptômes de dégénérescence sont venus se greffer de bonne heure des signes de névroses hystérique et neurasthénique.

VII. Il a exprimé ses sentiments et ses souffrances, il a décrit ses états mobides dans des œuvres géniales.

VIII. Il fut usé de bonne heure, ayant trop produit en peu de temps et trop abusé de la vie.

IX. Il mourut à l'âge de quarante-sept ans d'une « insuffisance aortique », probablement d'origine paludéenne, dont un des symptômes les plus caractéristiques fut, pendant les dernières années de sa vie, un hochement de tête correspondant à chaque systole cardiaque. Ce symptôme a porté depuis le nom de « Signe de Musset ».

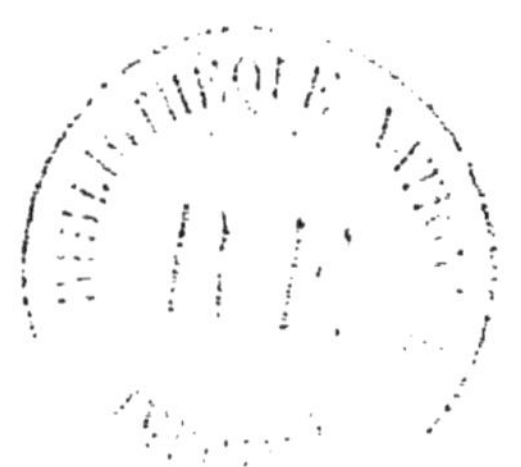

BIBLIOGRAPHIE

Aicard (Jean). — Le Musset de Mercier. (*Matin*, janvier 1906.)

Asselineau. — Bibliographie romantique. (Paris, 2e édit. Rouquette, 1874, p. 293-295.)

Annales politiques et littéraires. — Silhouettes et Croquis (22 août 1896).

— — — — — (22 août 1897).

— — — — — (25 juillet 1897).

— — — — — (27 août 1897).

— — — — — (25 février 1906).

Annales des sciences psychiques. — Musset sensitif, par M. Lefébure (1er semestre 1899).

Ball. — Leçons sur les maladies mentales. (Paris, 1891.)

Baudelaire. — Œuvres posthumes. (Paris, Quentin, 1887.)

Barine (Arvède). — Alfred de Musset. (Paris, Hachette, 1900.)

— Névrosés. (Paris, Hachette, 1898.)

Bornier. — Poésies complètes, 1850-1851. (Buste d'Alfred de Musset, page 175.)

Broussain (Dr). — Manifestations nerveuses de l'alcoolisme. (Thèse, Paris, 1899.)

Brunetière. — Evolution des genres dans l'histoire et la littérature. (In-12. Hachette, 1890.)

Cabanes (Dr). — Le cabinet secret de l'histoire (nouv. série, 4e vol., Paris).

— *Chronique médicale.* (Paris, 1895-1905, 1er mars 1906.)

Camp (Maxime du). — Souvenirs littéraires. (Paris, Hachette, 1883.)

Cantel (H.). — Impressions et Visions, pages 48-53. (Paris, Poulet-Malassis, 1859.)

Chabaneix. — Le subconscient dans les œuvres de l'esprit et chez les auteurs. (Thèse, Bordeaux, 1897-1898.)

Charcot. — Leçons sur les maladies du système nerveux. (Paris.)

Charivari. — Le prix Maillé, Latour-Landry. (*Charivari*, 19 août 1848.)

Claretie (Jules). — La statue de Musset. (*Annales politiques et littéraires*, 25 février 1906, p. 118)

Clouard (Maurice). — Bibliographie des œuvres d'Alfred de Musset. (Rouquette, 1883.)

Colet (Louise). — Lui (1re édition. Paris, 1860, Librairie nouvelle).

— L'Italie des Italiens. (Dentu, 1862. Tome II, pages 248-251.)

Colin (Adèle). — Dix ans chez Alfred de Musset.(Chamuel, édit., 1899.)

Colin (Léon). — Fièvre intermittente. (*Dictionnaire encyclopédique des sciences médicales*, page 77.)

Commerson. — Les binettes contemporaines. (Paris, Passard.)

Coppée (François). — Discours d'inauguration de la statue de Musset. (*Patria*, 15 mars 1906.)

— Jugement sur Musset. (*Annales politiques et littéraires*, 25 février 1906, page 118.)

Courmont (J.). — Leçons sur l'alcoolisme(cours magistral, 1904-1905).

Courrier de Paris, 3 mai 1857.

Dallemagne. — Pathologie de la volonté.

Dagonet. — De l'alcoolisme au point de vue de l'aliénation mentale (*Annales médico-psychologiques*, Paris 1873.)

Daudet (Alph.). — Les Amoureuses (p. 33-35, Mort de Musset). (Tardieu 1858.)

Decori F. — Sand et Musset (correspondance.) (Bruxelles, Deman 1904.)

Derôme. — Les éditions originales des romantiques. (Rouveyre 1886, pages 429-445.)

Descartes. — Œuvres (Traité des passions.) Cerf 1897.

Doinet. — Eux (drame). (Le Gost Clérisse, Caen 1860.)

Dubois. — Les Psychonévroses. (Paris, Masson 1904.)

Dromart. — Les alcoolisés non alcooliques. (Paris 1902.)

Dumesnil. — Flaubert et la Médecine. (Thèse Paris 1905.)

Duprat. — L'Instabilité mentale. (Thèse Paris 1899.)

Féré. — L'Instinct sexuel. (Paris, Alcan 1905.)

Ferry (Gab). — Musset et la princesse Belgiojoso (*Revue dramatique.*)

Fournier Edouard. — Variétés historiques et littéraires. (Bibli. Elzévir 1855-1859.)

Foville. — Le Delirium tremens, l'alcoolisme, la dipsomanie. (*Archives générales de Médecine* 1867.)

Gley.— Etude de psychologie, physiologique et pathologique. (Paris, Alcan 1903.)

Grasset. — La supériorité intellectuelle et la névrose. (Cliniques médicales, 4e série. Montpellier 1903.)

— L'Hypnotisme et la suggestion, 2e édition, 1904.)

— Demi-fous (*Revue des Deux Mondes*, 15 février 1906.)

Guillois (Dr). — Etude médico-psychologique sur Olympe de Gouges (Lyon 1903-1904.)

Goncourt (*Journal des*). — 2e volume 1887. page 218.

Guyau. — L'Irréligion de l'avenir (Alcan 1905.)

— Problèmes de l'Esthétique (Alcan 1874.)

Houssaye (Ars.). — Histoire du 41e fauteuil de l'Académie.

Janet (Pierre) et Raymond. — Névroses et idées fixes. (Paris, Alcan, 1903.)

Janzé (Mme De). — Etudes et Récits sur A. de Musset. (Paris Plon, 1891.)

Janbert (Mm). — Souvenirs. (Paris, Hetzel.)

Jolly. — Psychologie des Grands Hommes. (Paris 1883.)

Knoll (Charles). — Quelques réflexions sur l'amour. (Lyon 1843.)

Lacassagne. — Précis de Médecine judiciaire. (Masson Paris 1886.)

Ladrague (Dr). — Alcoolisme et enfants. (Thèse Paris 1901.)

Lamartine. — Cours familier de littérature, 18e entretien. (Paris, 1857).

Lapaire et Roz. — La bonne dame de Nohant. (Laur 1898),

Lasègue. — Dipsomanie et alcoolisme. (*Archives générales de médecine*, 1882.)

— Le délire alcoolique est un rêve. (*Archives générales de médecine*, Novembre 1881.)

Lauvrière. — Edgar Poe. (Sa vie, son œuvre, Paris, Alcan 1904.)

Lelut — Le génie, la raison, la folie, le démon de Socrate. (Paris 1855.)

Larousse (*Dictionnaire*). — Lui.

Legouvé. — Les pères et les enfants au XIXe siècle. (Hetzel.)

Lescure (de). — Eux et Elles. (Poulet Malassis, 1860.)

Livre (*le*). — Bibliographie retrospective, 4e année, p. 172.

Locard (Dr.) — Réfutation d'un paradoxe. (*Archives d'anthropologie criminelle*, 15 Juin 1902.)

Lombroso. — L'homme de génie. (2e édition 1896.)

Loygues. — Etude médicopsychologique sur Dostoïewsky. (Thèse Lyon, 1904.)

Lovenjoul (**Spœlberg de**). — La véritable histoire d'Elle et Lui. (Levy, 1897.)

Magasin de Librairie. — (Publié par Charpentier 1858-1860.) Œuvres de Musset non réimprimées.

Magnan. — Etude clinique sur l'alcoolisme. (Paris, 1874.)

— De la dipsomanie (*Progrès médical* 26 Janvier au 15 Mars 1884.)

— Leçons cliniques sur les maladies mentales. (1882-1891.)

Magnan et Legrain. — Les dégénérés. (Paris, Rueff, 1895.)

Mailloux. — Une fille de A. de Musset et de G. Sand. (*Revue de pédagogie comparative*, 1897.)

Marieton (**Paul**). - Une histoire d'amour. (Havard, 1897.)

Maudsley. — Pathologie de l'esprit. (Paris, Baillière, 1883.)

Maurras. — Les amants de Venise. (Fontemoing.)

Mendès (**Catulle**). — Musset jugé par les poètes contemporains. (*Annales politiques et littéraires*, 25 Février 1906, p. 118.)

Mantegazza. - Névrose des grands hommes. (Paris, Fontemoing.)

Mirecourt (**Eug. de**). — Alfred de Musset. (Roret, 1854.)

— G. Sand. (Roret, 1854.)

Montaigut. — A. de Musset, p. 277-314, *in* Nos morts contemporains, 1re série. (Paris, 1883.)

Montifaud (**Marc de**). — Les romantiques. (Paris 1878. p. 50-55.)

Musset (**Alfred de**). — L'Anglais mangeur d'opium (*Moniteur du Bibliophile* 1878).

— Œuvres complètes, 11 volumes (Edition Charpentier, 1867).

— L'Habit vert (Bruxelles, Lelong, 1849).

— Discours d'entrée à l'Académie française (Didot, 1852).

— Derniers moments de François Ier (Monde dramatique, 1er volume, 1835, 1838).

— Voyage où il vous plaira (En collaboration avec Stahl).

— Œuvres posthumes (Lettre XIII, 31 juillet 1840).

Musset (**Paul de**). — Biographie d'A. de Musset (Charpentier, 1878).

— Lui et Elle (*Revue des Deux Mondes*).

Musset (**Paul et Alfred**). — Nouvelles (Magen, 1848).

Nordeau. — Dégénérescence. Paris, Alcan, 1900,

— Psychologie physiologique du génie et du talent. Paris, Alcan, 1900.

Perreau (**Ad.**) — A. de Musset, l'homme le poète (Poulet Malassis, 1862).

Phantasm of the Living. Traduction française.

Petit (Georges). — Étude médico-psychologique sur Edgar Poë. Lyon, 1905.

Pitres et Régis. — Les obsessions et les impulsions. Paris, O. Doin, 1902.

Régis. — La médecine dans la littérature (*Chronique médicale*, février-mars 1900).

Renard. — La méthode scientifique de l'histoire littéraire. Paris, Alcan 1900.

Reveillé Parise. — Physiologie et hygiène des hommes livrés aux travaux de l'esprit. Paris, Dentu 1839.

Revue britannique. — A. de Musset, par d'Orcet, p. 434 et suivantes.

Revue de Paris. Janvier-Février 1895. Alfred de Musset. Année 1906, 1er semestre, articles de Léon Séché.

— La marraine d'A. de Musset, par Léon Séché, 1er nov. 1906.

Ribot. — Maladies de la volonté. Paris, Alcan 1892.

— Maladies de la personnalité. Paris, Alcan 1895.

— Psychologie des sentiments. Paris, Alcan.

Richet. — Des poisons de l'intelligence. Paris, Alcan 1877.

Ris (Clément de). — Portraits à la plume (Didier 1853).

Ritti. — Dipsomanie (*Dictionnaire des sciences médicales*).

Sainte-Beuve. — Portraits contemporains. Tome II.

— Causeries du Lundi. Tome I et II.

Sand (Georges). — Elle et Lui. (Hachette 1859).

— Jean de la Roche. *Préface* (Calman Lévy 1887).

— Histoire de ma vie. Vol. 3 (Calman Lévy 1882).

Seché (Léon). — Le dernier caprice, 1er semestre (In *Revue de Paris* 1906).

— Origines d'Alfred de Musset, *Mercure de France*, 1er sem. 1906.

Sollier. — Du rôle de l'hérédité dans l'alcoolisme (Paris 1889).

Thomas de Quincey. — Confessions of an opium eater (Londres 1823).

Toulouse (Dr). — Enquête sur les rapports de la supériorité intellectuelle avec la névrose. Emile Zola, Paris 1896.

Trelat. — La folie lucide. Paris thèse 1891.

Vacquerie (A.). — Profils et grimaces (Paguerre 1864).

Veuillet. — Les odeurs de Paris, p. 221-229. (Palmé 1867).

Vieille (Dr). — Etude médico-psychologique sur Beethoven, thèse Lyon 1905.

LYON

IMPRIMERIE A. STORCK & Cie

8, Rue de la Méditerranée, 8

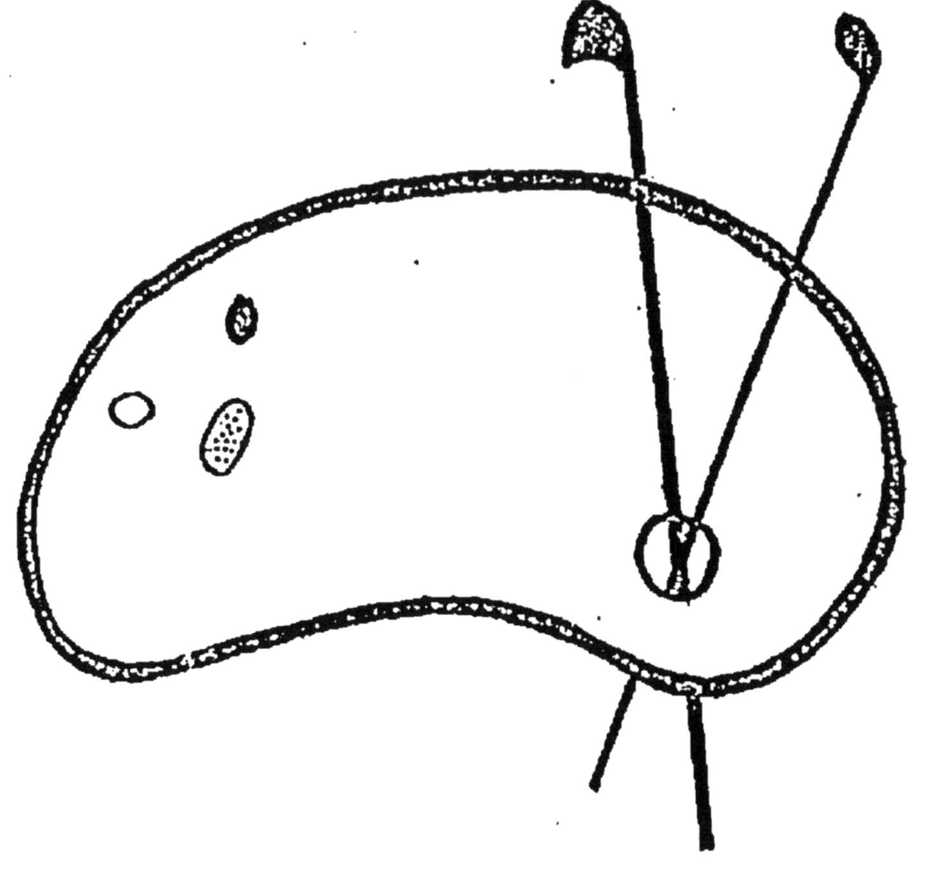